BestMasters

Mit „BestMasters" zeichnet Springer die besten Masterarbeiten aus, die an renommierten Hochschulen in Deutschland, Österreich und der Schweiz entstanden sind. Die mit Höchstnote ausgezeichneten Arbeiten wurden durch Gutachter zur Veröffentlichung empfohlen und behandeln aktuelle Themen aus unterschiedlichen Fachgebieten der Naturwissenschaften, Psychologie, Sozialwissenschaften, Technik und Wirtschaftswissenschaften. Die Reihe wendet sich an Praktiker und Wissenschaftler gleichermaßen und soll insbesondere auch Nachwuchswissenschaftlern Orientierung geben.

Springer awards **"BestMasters"** to the best master's theses which have been completed at renowned Universities in Germany, Austria, and Switzerland. The studies received highest marks and were recommended for publication by supervisors. They address current issues from various fields of research in natural sciences, psychology, social sciences, technology, and economics. The series addresses practitioners as well as scientists and, in particular, offers guidance for early stage researchers.

Lothar Pietrek

Phagentherapeutika

Herstellung, Zulassung und Erstattung

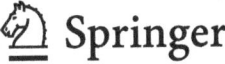 Springer

Lothar Pietrek
Fachbereich Rechtswissenschaften
Philipps-Universität Marburg
Passau, Deutschland

Diese Arbeit wurde im Rahmen des Studiengangs Pharmarecht als Masterarbeit an der Philipps-Universität Marburg eingereicht.

ISSN 2625-3577 ISSN 2625-3615 (electronic)
BestMasters
ISBN 978-3-658-49488-9 ISBN 978-3-658-49489-6 (eBook)
https://doi.org/10.1007/978-3-658-49489-6

Die Deutsche Nationalbibliothek verzeichnet diese Publikation in der Deutschen Nationalbibliografie; detaillierte bibliografische Daten sind im Internet über https://portal.dnb.de abrufbar.

Planung/Lektorat: Renate Scheddin
Springer ist ein Imprint der eingetragenen Gesellschaft Springer Fachmedien Wiesbaden GmbH und ist ein Teil von Springer Nature.
Die Anschrift der Gesellschaft ist: Abraham-Lincoln-Str. 46, 65189 Wiesbaden, Germany

Wenn Sie dieses Produkt entsorgen, geben Sie das Papier bitte zum Recycling.

Inhaltsverzeichnis

Abkürzungsverzeichnis

Akt.-Lief.	Aktualisierungslieferung
Alt.	Alternative
AMG	Arzneimittelgesetz
AMPV	Arzneimittelprüfrichtlinienverordnung
AMR	Antimikrobielle Resistenz
AM-RL	GBA-Arzneimittelrichtlinie
AMVV	Arzneimittelverschreibungsverordnung
AMWHV	Arzneimittel- und Wirkstoffherstellungsverordnung
Anm.	Anmerkung
Arch Immunol Ther Exp	Archivum Immunologiae et Therapiae Experimentalis
ATMP	Arzneimittel für neuartige Therapien
ATMP-QSRL	ATMP-Qualitätssicherungsrichtlinie
BfArM	Bundesinstitut für Arzneimittel und Medizinprodukte
BGH	Bundesgerichtshof
BSG	Bundessozialgericht
BT-Drucks.	Bundestagsdrucksache
BVerfG	Bundesverfassungsgericht
BVerwG	Bundesverwaltungsgericht
BVL	Bundesamt für Verbraucherschutz und Lebensmittelsicherheit
Cell Chem Biol	Cell Chemical Biology
CHMP	Committee for Medicinal Products for Human Use
Curr Opin Biotechnol	Current Opinion in Biotechnology

DNA	Desoxyribonukleinsäure
EBM	Einheitlicher Bewertungsmaßstab
EDQM	European Directorate for the Quality of Medicines & Healthcare
EG	Europäische Gemeinschaft
EMA	Europäische Arzneimittelagentur
EU	Europäische Union
EuGH	Gerichtshof der Europäischen Union
EuZW	Zeitschrift für Europäisches Wirtschaftsrecht
Folia Microbiol	Folia Microbiologica
Front Med	Frontiers in Medicine
Front Microbiol	Frontiers in Microbiology
Future Microbiol	Future Microbiology
G-BA	Gemeinsamer Bundesausschuss
GBA-VerfO	Verfahrensordnung des Gemeinsamen Bundesausschusses
GenTG	Gentechnikgesetz
GG	Grundgesetz
GK	Gemeinschaftskodex; Richtlinie 2001/83/EG
GMP	Gute Herstellungspraxis
GTMP	Gentherapeutikum
GVO	Gentechnisch veränderter Organismus
HessLSG	Hessisches Landessozialgericht
i. V.	in Verbindung
J Law Biosci	Journal of Law and the Biosciences

J Vis Exp	Journal of Visualized Experiments
KHEntgG	Krankenhausentgeltgesetz
Lancet Infect Dis	The Lancet Infectious Diseases
LSG	Landessozialgericht
MedR	Medizinrecht
Microbiol Aust	Microbiology Australia
Nat Commun	Nature Communications
Nat Microbiol	Nature Microbiology
NJW	Neue Juristische Wochenschrift
NuR	Natur und Recht
NZS	Neue Zeitschrift für Sozialrecht
OLG	Oberlandesgericht
Palgrave Commun	Palgrave Communications
PatG	Patentgesetz
PEI	Paul-Ehrlich-Institut
Pharm Res	Pharmaceutical Research
PharmR	Pharma Recht
Proc Natl Acad Sci	Proceedings of the National Academy of Sciences
RL	Richtlinie
RNA	Ribonukleinsäure
SG	Sozialgericht
SGB V	Sozialgesetzbuch Fünftes Buch
TEP	Biotechnologisch bearbeitetes Gewebeprodukt
Trends Biotechnol	Trends in Biotechnology

Var.	Variante
VG	Verwaltungsgericht
VO	Verordnung
WHO	World Health Organization
WRP	Wettbewerb in Recht und Praxis

1 Einleitung

Die Europäische Kommission definiert Antimikrobielle Resistenz (AMR) als „ [...] die Fähigkeit von Mikroorganismen, trotz der Gegenwart eines antimikrobiell wirkenden Stoffes, mit dem normalerweise das Wachstum des betreffenden gehemmt oder dieser Mikroorganismus abgetötet wird, zu überleben oder zu wachsen"[1]. Ein Anstieg solcher AMR in Mikroorganismen lässt sich seit Jahren verzeichnen. Die *World Health Organization* (WHO) stuft diese Entwicklung als eine der drängendsten medizinischen Herausforderungen der Gegenwart ein. Der Grund dafür ist, dass Millionen von Menschen jährlich weltweit mit Krankheiten infiziert werden, die bisher ausschließlich mit Antibiotika behandelt werden konnten.[2]

Die Europäische Kommission hat diese Gefahr ebenfalls erkannt und einen Gesetzgebungsvorschlag unterbreitet, welcher unter anderem die Förderung der Forschung und Entwicklung von Antibiotika durch sog. AMR-Gutscheine vorsieht.[3] Weniger Beachtung durch den Gesetzgeber

---

[1] Europäische Kommission, EU-Maßnahmen zur Bekämpfung antimikrobieller Resistenzen, (https://health.ec.europa.eu/antimicrobial-resistance/eu-action-antimicrobial-resistance_de), zuletzt abgerufen am 11.03.2025.
[2] World Health Organization, Ten threats to global health in 2019, (https://www.who.int/news-room/spotlight/ten-threats-to-global-health-in-2019), zuletzt abgerufen am 11.03.2025.
[3] Europäische Kommission, Vorschlag für eine Verordnung des Europäischen Parlaments und des Rates zur Festlegung der Verfahren der Union für die Zulassung und Überwachung von Humanarzneimitteln und zur Festlegung von Vorschriften für die Europäische Arzneimittel-Agentur, zur Änderung der Verordnung (EG) Nr. 1394/2007 und der Verordnung (EU) Nr. 536/2014 sowie zur Aufhebung der Verordnung (EG) Nr. 726/2004, der Verordnung (EG) Nr. 141/2000 und der Verordnung (EG) Nr. 1901/2006, COM(2023) 193 final, 2023/0131(COD), (https://eur-lex.europe.eu/resource.html?uri=cellar:e3f40e76-e437-11ed-a05c-01aa75ed71a1.0008.02/DOC_1&format=PDF), zuletzt abgerufen am 11.03.2025, Art. 40; zu den Erwägungen siehe Europäische Kommission, Mitteilung der Kommission an das Europäische Parlament, den Rat, den Europäischen Wirtschafts- und Sozialausschuss und den Ausschuss der Regionen, Reform des Arzneimittelrechts und Maßnahmen zur Bekämpfung antimikrobieller Resistenzen, COM(2023) 190 final, (https://eur-

© Der/die Autor(en), exklusiv lizenziert an
Springer Fachmedien Wiesbaden GmbH, ein Teil von Springer Nature 2025
L. Pietrek, *Phagentherapeutika*, BestMasters,
https://doi.org/10.1007/978-3-658-49489-6_1

fand im Gegenzug eine vielversprechende Alternative zur Bewältigung der sich anbahnenden AMR-Krise: Bakteriophagen, oder schlicht Phagen.[4]

Phagen, eine Gruppe von Viren, agieren als natürliche Antagonisten von Bakterien, die den Großteil der antibiotikaresistenten Mikroorganismen darstellen. Ihre Anwendung als Arzneimittel lässt sich bis ins frühe 20. Jahrhundert zurückverfolgen, insbesondere in Osteuropa.[5] In Deutschland und der EU wurden bisher keine Phagentherapeutika zugelassen. In Anbetracht der sich abzeichnenden AMR-Krise wird sich jedoch in naher Zukunft ein Bedarf für antimikrobielle Arzneimittelinnovationen ergeben.

Die vorliegende Arbeit untersucht daher die rechtlichen Anforderungen, die bei der Herstellung und Zulassung von Phagenarzneimitteln in Deutschland und der Europäischen Union (EU) zu berücksichtigen sind. Ein Schwerpunkt liegt dabei auf der Tatsache, dass spezifische Herstellungsstandards, z. B. der Guten Herstellungspraxis (GMP), für Phagentherapeutika bislang fehlen. Des Weiteren soll den rechtlichen Fragen nachgegangen werden, welche Rolle internationale Bemühungen auf dem Gebiet der Phagentherapie für den Produktentwicklungsprozess auf dem hiesigen Markt spielen und ob die Ergebnisse ausländischer Forschungsbemühungen und Anwendungen entsprechend verwertet werden könnten. Aufbauend auf den gewonnenen Erkenntnissen wird abschließend die Frage erörtert, welchen formellen und materiellen Anforderungen Phagentherapeutika im System der gesetzlichen Krankenversicherung (GKV) genügen müssen, um ihren Weg zum Patienten zu finden.

---

lex.europa.eu/legal-content/DE/TXT/PDF/?uri=CELEX:52023DC0190), zuletzt abgerufen am 11.03.2025, 17 ff.

[4] Zu den Anwendungsmöglichkeiten siehe König/Sauter, König et al. 2023, 77 ff.

[5] Willy et al., Viruses 15 (2023), 239; Kloß/Gerbach, Bundesgesundheitsblatt - Gesundheitsforschung - Gesundheitsschutz 61 (2018), 595, 600; Pacia et al., J Law Biosci 11 (2024), lsad030, 3.

2 Naturwissenschaftlich-medizinische Grundlagen

2.1 Bakterien und Bakteriophagen

Bakterien sind Einzeller und Prokaryoten[6], weshalb sie über keinen Zellkern verfügen.[7] Das bakterielle Genom, die Gesamtheit der Desoxyribonukleinsäure-Abschnitte (DNA) einer Zelle, befindet sich deshalb frei im Zytoplasma[8] der Zelle und wird ausschließlich durch die Zellwand vor Umwelteinflüssen geschützt. Viren hingegen sind kleine Pakete, die aus genetischem Material und einer Proteinhülle bestehen und sich durch Injektion ihres Genoms in andere Organismen vermehren.[9]

Phagen sind Viren, die durch die Zellwand in das Zytoplasma der Bakterienzelle eindringen und dort ihre genetische Information übertragen. Diese genetischen Informationen codieren für die Bestandteile der Phagen, d. h. deren Proteinhülle und Phagen-DNA, sowie weitere Enzyme. Als Folge der Phageninfektion produziert die Bakterienzelle im Rahmen ihrer Genexpression[10] die Phagenbestandteile und Enzyme, welche die Zellwand des infizierten Bakteriums abbauen.[11]

Die geschwächte Zellwand hält schließlich dem wachsenden Druck durch die stetige Expression neuer Phagen nicht mehr stand. In der

---

[6] Lebewesen lassen sich in Prokaryoten und Eukaryoten unterteilen; Bakterien und Archaeen unterfallen den Prokaryoten, während die meisten anderen Lebewesen, insbesondere der Mensch, Eukaryoten sind, vgl. Schäfer et al. (Hrsg.), Schäfer et al. 2017, 16.
[7] Schäfer et al. (Hrsg.), Schäfer et al. 2017, 27.
[8] Bezeichnet den inneren Bereich einer Zelle zwischen Zellkern (bei Eukaryoten) und Plasmamembran, in dem sich zahlreiche funktionale Strukturen der Zelle befinden, vgl. Campbell/Urry/Cain (Hrsg.), Campbell et al. 2019, 135.
[9] Schäfer et al. (Hrsg.), Schäfer et al. 2017, 22.
[10] Beschreibt den Vorgang von der Transkription einzelner DNA-Abschnitte zu *messenger RNA* (mRNA), die im Anschluss im Rahmen der Translation zu Proteinen codiert wird; näher Campbell/Urry/Cain (Hrsg.), Campbell et al. 2019, 449–451.
[11] Zalewska-Piątek, Pharmaceuticals (Basel) 16 (2023), 5; Brives/Pourraz, Palgrave Commun 6 (2020), 3.

© Der/die Autor(en), exklusiv lizenziert an
Springer Fachmedien Wiesbaden GmbH, ein Teil von Springer Nature 2025
L. Pietrek, *Phagentherapeutika*, BestMasters,
https://doi.org/10.1007/978-3-658-49489-6_2

Folge kommt es zum Platzen der bakteriellen Zelle, zum Austritt der Phagen und zur Infektion weiterer Bakterien.[12] Das geplatzte Bakterium ist nicht mehr in der Lage, seine lebensnotwendigen Prozesse aufrechtzuerhalten, da dessen Zytoplasma austritt und die einzelnen Zellbestandteile dadurch zerfallen.

2.2 Wildtyp- und Designerphagen

Dieser Mechanismus macht Phagen als Humanarzneimittel zur Bekämpfung bakterieller Infektionen geeignet. Dazu können Wildtypphagen aus ihrem natürlichen Lebensraum, z. B. Abwasser oder Patientenproben,[13] isoliert und anschließend gezielt vermehrt werden. Es besteht aber auch die Möglichkeit auf sog. Phagenbanken zurückzugreifen. Dies sind Einrichtungen bzw. Unternehmen, die verschiedene Phagenstämme sammeln, lagern und Dritten (entgeltlich) zur Verfügung stellen.

Daneben wird erwogen, Phagen gentechnisch zu verändern, um sog. Designerphagen herzustellen.[14] Dadurch lässt sich z. B deren Wirtsspezifität[15] verändern oder deren Stabilität gegenüber Umwelteinflüssen erhöhen.[16] Darüber hinaus besteht die Möglichkeit, Phagen mittels genetischer Modifikation „aufzurüsten", indem sie mit gänzlich neuen Eigenschaften ausgestattet werden. Ein Beispiel ist die Umwandlung

---

[12] Zalewska-Piątek, Pharmaceuticals (Basel) 16 (2023), 5; Brives/Pourraz, Palgrave Commun 6 (2020), 3; Mitsunaka et al., Proc Natl Acad Sci U S A 119 (2022), e2206739119, 1.
[13] Zalewska-Piątek, Pharmaceuticals (Basel) 16 (2023), 5.
[14] Vgl. Strathdee et al., Cell 186 (2023), 17, 21 ff.; Payaslian/Gradaschi/Piuri, Curr Opin Biotechnol 68 (2021), 8, 10-11; Mitsunaka et al., Proc Natl Acad Sci U S A 119 (2022), e2206739119, 3; Gibb/Hyman/Schneider, Pharmaceuticals (Basel) 14 (2021), 2 ff.
[15] Bezeichnet die Eigenschaft eines Bakteriophagen, ausschließlich bestimmte Bakterienarten oder -stämme infizieren zu können.
[16] König/Sauter, König et al. 2023, 68-69.

lysogener Phagen in lytische Phagen, wodurch die Bildung von Resistenzen innerhalb der infizierten Bakterien verringert wird.[17] Des Weiteren besteht die Möglichkeit, die Wirksamkeit von Phagenarzneimitteln zu erhöhen, indem diese mit Genen für die Expression der Genschere CRISPR-Cas ausgestattet werden, um das Genom bakterieller Zellen gezielt anzugreifen.[18]

Die Anpassungsfähigkeit von Bakterien betrifft nicht nur Antibiotika, sondern auch Phagen. Ein Bakterienstamm kann seine Eigenschaften je nach Erkrankung eines Patienten verändern. Dies kann die Wirksamkeit der Phagentherapie aufgrund der Wirtsspezifität der verwendeten Viren beeinträchtigen. Ein Phage, der bei Patient X mit Blasenentzündung wirkt, könnte dementsprechend bei Patient Y mit Lungenentzündung unwirksam sein, obwohl beide mit demselben Bakterium infiziert worden sind.[19] Obwohl Phagen eine höhere Widerstandsfähigkeit gegenüber der Resistenzbildung von Bakterien aufweisen als Antibiotika, könnte die gentechnische Anpassung eines Phagenarzneimittels während seines Lebenszyklus erforderlich oder zumindest nützlich sein.

2.3 Standartisierte und personalisierte Therapie

Die Wirtsspezifität von Phagen bedingt eine Beschränkung ihrer Nutzung gegen bestimmte Bakterienstämme. Bakterielle Infektionen werden aber häufig von mehreren Erregern verursacht. In der Praxis werden deshalb häufig sog. „Phagencocktails", eine Mischung von

---

[17] Lysogene Phagen integrieren in das bakterielle Genom und bleiben zunächst inaktiv, wodurch die Bildung von Resistenzen begünstigt wird, während lytische Phagen unmittelbar die Zerstörung bakterieller Zellen einleiten, vgl. König/Sauter, König et al. 2023, 68.
[18] Selle et al., mBio 11 (2020); Gibb/Hyman/Schneider, Pharmaceuticals (Basel) 14 (2021), 6.
[19] König/Sauter, König et al. 2023, 74.

mehreren Phagenstämmen, zubereitet und angewendet.[20] Ein Phagen-cocktail kann dementsprechend an das individuelle Krankheitsbild eines Patienten angepasst werden.

Es ist somit eine Unterscheidung zwischen standardisierten *off-the-shelf* -Phagentherapeutika[21] und individualisierten Präparaten erforderlich. Die Entscheidung zwischen standardisierten und individualisierten Präparaten für die Behandlung des Patienten wird maßgeblich durch das Ergebnis eines sog. Phagogramms bestimmt. Dabei werden Bakterien aus einer Patientenprobe isoliert und anschließend geprüft, welche Phagenstämme sich gegen den Befund am besten eignen.

---

[20] Vgl. J.-P. Pirnay et al., Pharm Res 28 (2011), 934, 936; Chan/Abedon/Loc-Carrillo, Future Microbiol 8 (2013), 769, 771; T. Ferry et al., Nat Commun 13 (2022), 4239; Terwilliger et al., Phage (New Rochelle) 1 (2020), 66, 70–71.
[21] Zum Beispiel das Arzneimittel *Stafal*, welches von *Bohemia Pharmaceuticals* hergstellt wird, und vor dem EG-Beitritt der Slowakei im Jahr 2004 national zugelassen wurde, vgl. Dvořáčková et al., Folia Microbiol (Praha) 64 (2019), 121.

3 Rechtlicher Status und regulatorische Rahmenbedingungen

3.1 Klassifizierung als Arzneimittel

Unabhängig davon, ob es sich um ein standardisiertes oder patienten-individuelles Präparat handelt, ist zunächst der rechtliche Status von Phagenarzneimitteln festzustellen. Insoweit ist fraglich, ob Phagentherapeutika Arzneimittel im rechtlichen Sinne sind. Maßgeblich ist hierfür der in § 2 Abs. 1 AMG statuierte Arzneimittelbegriff, der zwischen Präsentations- und Funktionsarzneimitteln unterscheidet.[22]

Nach der Rechtsprechung ist für Präsentations- und Funktionsarzneimittel das Tatbestandsmerkmal der pharmakologischen, immunologischen oder metabolischen Wirkung aufgrund einer richtlinienkonformen Auslegung von Art. 1 Nr. 2 der RL 2001/83/EG (Gemeinschaftskodex(GK)) gleichermaßen konstitutiv.[23]

Obwohl dieses Tatbestandsmerkmal ausschließlich im Funktionsarzneimittelbegriff nach § 2 Abs. 2 Buchst. a) AMG verankert ist, überzeugt diese Ansicht vor dem Hintergrund, dass Arzneimittel keine stofflichen Medizinprodukte nach § 2 Abs. 3 Nr. 7 AMG sein können, deren bestimmungsgemäße Hauptwirkung nach Art. 2 Nr. 1 Abs. 1 VO (EU) 2017/745 nicht durch eine pharmakologische, immunologische oder metabolische Wirkung ausgeübt wird.

---

[22] Bakteriophagen erfüllen den Stoffbegriff des AMG, siehe Faltus, PharmR 2023, 469, 472.

[23] BGH, Urteil vom 26.6.2008 – I ZR 112/05, juris-Rn. 14 = PharmR 2008, 425, 427; EuGH, Urteil vom 3.10.2013 – Rs. C-109/12 - *Laboratoires Lyocentre*, Rn. 42-43 = PharmR 2013, 485, 489-490, m.w.N; Müller, in: Kügel/Müller/Hofmann (Hrsg.), Kügel et al. 2022, § 2 AMG, Rn. 22, m. w. N.

3.1.1 Pharmakologische, immunologische oder metabolische Wirkung

Entscheidend ist somit, ob Phagentherapeutika eine pharmakologische, immunologische oder metabolische Wirkung aufweisen. Für die Bestimmung dieser Rechtsbegriffe werden Leitlinien von Expertenkommissionen oder Behörden als Auslegungshilfe herangezogen.[24] Dementsprechend wird die pharmakologische Wirkung gemäß der *Borderline-Richtlinie* als Wechselwirkung zwischen dem Wirkstoff und einem zellulären Bestandteil, üblicherweise einem Rezeptor, definiert.[25]

Insoweit ist unschädlich, dass die Interaktion von Phagen nicht unmittelbar mit dem menschlichen Körper auf der Ebene der menschlichen Zellen, sondern auf der Ebene der Bakterien stattfindet.[26] Es kommen aber eine Vielzahl an molekularen Mechanismen als maßgeblicher Wirkmechanismus in Frage. Etwa die Bindung an die oberflächlichen Rezeptoren des Bakteriums durch die Schwanzfasern, die Injektion der Phagen-DNA durch die penetrierte Zellwand, die Transkription der Phagen-DNA im Zytoplasma der bakteriellen Zelle, der Abbau der Zellwand durch die lytischen Enzyme sowie das Platzen des Bakteriums durch den steigenden Druck innerhalb der bakteriellen Zelle.

---

[24] EuGH, Urteil vom 6.9.2012 – Rs. C-308/11 - *Mundspüllösung*, Rn. 22-27 = PharmR 2012, 442, 444-445.

[25] European Commission, DG Enterprise and Industry, Directorate F, Unit F3 "Cosmetics and medical devices", Medical Devices: Guidance document – Borderline products, drug-delivery products and medical devices incorporating, as an integral part, an ancillary medicinal substance or an ancillary human blood derivative, (https://ec.europa.eu/docsroom/documents/10328/attachments/1/translations), zuletzt abgerufen am 11.03.2025, 6.

[26] EuGH, Urteil vom 6.9.2012 – Rs. C-308/11 - *Mundspüllösung*, Rn. 31-32 = PharmR 2012, 442, 445.

3.1.1.1 Physikalische versus pharmakologische Wirkung

Gemäß § 2 Abs. 1 Satz 2 Nr. 2 Buchst. b) AMG müssen bei einem Funktionsarzneimittel die physiologischen Funktionen des Menschen durch die pharmakologische Wirkung wiederhergestellt, korrigiert oder beeinflusst werden. Demzufolge ist eine kausale Beziehung des Wirkmechanismus zur Wiederherstellung der physiologischen Eigenschaften des Menschen erforderlich.[27]

Die zellulären Bestandteile des Bakteriums, welche für den pathogenen Zustand des Patienten verantwortlich sind, werden erst dann funktionsuntüchtig, sobald der Druck durch die stetige Replikation der Phagen zu groß wird und die Zelle daraufhin platzt. Dies legt nahe, dass es sich um ein Medizinprodukt handeln könnte. Der Druck, der die Zelle zum Platzen bringt, entsteht durch die zunehmende Konzentration an Viren in der Zelle und ist eine physikalische Ursache.[28] Er ist kausal für die Wiederherstellung der physiologischen Eigenschaften des Menschen durch die Zerstörung der bakteriellen Zellbestandteile.

Allerdings bedingt das Platzen der bakteriellen Zelle auch, dass die lytischen Enzyme die Zellwand des Bakteriums angreifen und dadurch instabil werden lassen. Diese Wechselwirkung zwischen Enzymen und Zellwand stellt demnach eine pharmakologische Wirkung im rechtlichen Sinne dar, durch welche die physiologischen Eigenschaften des Patienten ebenfalls wiederhergestellt werden.

Die maßgebliche kausale Ursache, das Platzen des Bakteriums, für die Wiederherstellung der physiologischen Eigenschaften des Menschen wird somit kumulativ durch eine pharmakologische Wirkung, d. h.

---

[27] Das Tatbestandsmerkmal der physiologischen Funktion erfordert nicht unbedingt einen Krankheitsbezug, ist bei der Bekämpfung von Krankheiten aber jedenfalls gegeben, vgl. Wesser, in: Kloesel/Cyran (Hrsg.), Kloesel/Cyran 2023, 135. und 140. Akt.-Lief., § 2 AMG, Anm. 10d-10f.

[28] Vgl. BGH, Urteil vom 10.12.2009 – 2009 – I ZR 189/07 – *Macrogol*, juris-Rn. 16 = PharmR 2010, 338, 339.

durch den Abbau der Zellwand durch lytische Enzyme, sowie durch eine physikalische Wirkung, d. h. durch die Konzentration der replizierten Phagen, hervorgerufen.

3.1.1.2 Anwendbarkeit der Zweifelsfallregelung

Eine Klassifizierung von Phagentherapeutika als Medizinprodukt sowie als Arzneimittel ist *prima facie* gegeben. Unter dieser Prämisse wäre eine Anwendung der Zweifelsfallregelung gemäß § 2 Abs. 3a AMG zu erwägen. Allerdings ist diese nur anwendbar, soweit eine gleichzeitige Klassifizierung des Phagentherapeutikums als Arzneimittel und als Medizinprodukt tatsächlich vorliegt.[29]

Eine Anwendung der Zweifelsfallregelung scheidet jedoch aus, da weder die lytischen Enzyme noch die replizierten Phagen Stoffe oder Zubereitungen aus Stoffen des Arzneimittels sind, an welche die pharmakologische Wirkung nach § 2 Abs. 1 Satz 2 AMG anknüpft. Diese Stoffe werden schließlich erst im Körper des Patienten durch die Genexpression des Bakteriums produziert.

Stattdessen ist auf das genetische Material abzustellen, das die im Arzneimittel enthaltenen Phagen in die bakterielle Zelle injizieren. Die injizierte Phagen-DNA interagiert innerhalb des Zytoplasmas mit dem Enzym RNA-Polymerase, das ein zellulärer Bestandteil der Bakterienzelle ist. Das Enzym RNA-Polymerase transkribiert die genetische Information des Phagen in eine mRNA.[30] Erst dann beginnt die bakterielle Zelle die Herstellung der lytischen Enzyme und Replikation der Phagen durch Translation der mRNA.[31] Die Wechselwirkung zwischen der Phagen-DNA und dem Enzym RNA-Polymerase stellt somit den rechtlich

---

[29] Stephan, in: Fuhrmann/Klein/Fleischfresser (Hrsg.), Fuhrmann et al. 2020, § 2, Rn. 76-78; Müller, in: Kügel/Müller/Hofmann (Hrsg.), Kügel et al. 2022, § 2 AMG, Rn. 37-38.
[30] Zum molekulargenetischen Ablauf der Transkription siehe Campbell/Urry/Cain (Hrsg.), Campbell et al. 2019, 449 ff.
[31] Zum molekulargenetischen Ablauf der Translation siehe Campbell/Urry/Cain (Hrsg.), Campbell et al. 2019, 449 ff.

maßgeblichen Wirkmechanismus dar und bewirkt den skizzierten Kausalverlauf zur Wiederherstellung der physiologischen Eigenschaften des Patienten durch Abtötung der Bakterien.

Eine Klassifizierung als Medizinprodukt ist demnach nicht möglich und auf die Anwendung der Zweifelsfallregelung nach § 2 Abs. 3a AMG kommt es nicht an.

3.1.2 Wiederherstellung, Korrektor oder Beeinflussung der physiologischen Funktionen

Eine Beeinflussung, Wiederherstellung oder Korrektur der physiologischen Eigenschaften des Patienten wird durch das Abtöten der Bakterien erzeugt, indem z. B. die Wundheilung, der Entzündungsabbau oder andere Heilungsprozesse des Körpers ermöglicht werden..[32]

3.1.3 Klassifizierung als Funktionsarzneimittel

Im Ergebnis stellen Phagentherapeutika Funktionsarzneimittel dar und unterfallen dem Arzneimittelrecht.[33]

3.2 Klassifizierung als Fertig- und Rezepturarzneimittel

3.2.1 Herstellung von standardisierten Phagenarzneimitteln

Wird ein Arzneimittel im Voraus hergestellt und in einer an den Verbraucher bestimmten Verpackung in den Verkehr gebracht wird, dann handelt es sich um ein Fertigarzneimittel nach § 4

---

[32] Faltus, PharmR 2023, 469, 472.
[33] Im Ergebnis übereinstimmend Faltus, PharmR 2023, 469, 473.

Abs. 1 Satz 1 Var. 1 AMG.[34] Standartisierte *off-the-shelf* - Phagentherapeutika sind somit stets Fertigarzneimittel.

3.2.2 Herstellung von patientenindividuellen Phagenarzneimitteln

Wird das Phagentherapeutikum jedoch patientenindividuell hergestellt
und anschließend an den Verbraucher abgegeben, ist eine Einstufung
als Fertigarzneimittel nur nach § 4 Abs. 1 Satz 1 Var. 2 und 3 AMG möglich.

Hierfür ist entscheidend, ob die Zubereitung des Phagenarzneimittels
durch ein industrielles Verfahren erfolgt oder eine gewerbliche Herstellung, ausgenommen in der Apotheke, stattfindet.[35] Indizien für ein industrielles Verfahren sind große Produktionsmengen, der Einsatz von
Maschinen, ein automatisierter Ablauf, das Fehlen einer handwerkli-
chen Zubereitung sowie die Herstellung zum Weitervertrieb.[36]

3.2.2.1 Herstellung von Wildtypphagen

Werden Wildtypphagen aus ihrer natürlichen Umgebung isoliert, vermehrt und anschließend in eine Darreichungsform überführt und ver-
packt, so sind hierfür keine besonderen Maschinen industriellen Aus-
maßes erforderlich. Dies gilt entsprechend für das Mischen
verschiedener Wildtypphagen. Da bei der Zubereitung von Wildtyppha-
genarzneimitteln nicht zwingend ein industrielles Verfahren zur Anwendung kommt, besteht für diese die Möglichkeit der Einstufung als
Rezepturarzneimittel nach § 1a Abs. 8 ApoBetrO, sofern die Herstellung

---

[34] Ausgeschlossen werden nach dem Willen des Gesetzgebers Arzneimittel, die im Einzelfall für einen Patienten auf besondere Anforderung hergestellt werden, vgl. BT-
Drucks. 7/3060, 45.
[35] Ein industrielles Verfahren ist nach Ansicht des Gesetzgebers bei einer breiten Herstellung nach einheitlichen Vorschriften gegeben, vgl. BT-Drucks. 15/5316, 33.
[36] Wesser, in: Kloesel/Cyran (Hrsg.), Kloesel/Cyran 2023, 140. Akt.-Lief., § 4 AMG, Anm.
8.

in der Apotheke erfolgt.[37] Denn die gewerbliche Zubereitung von Arzneimitteln in Apotheken führt nach § 4 Abs. 1 Satz 1 Var. 3 AMG nicht zur Klassifizierung als Fertigarzneimittel.

Außerhalb des Apothekenbereichs, z.B. bei Phagenbanken oder Lohnherstellern, ist bei nicht-industrieller Herstellung regelmäßig eine gewerbliche[38] Zubereitung des Phagenarzneimittels nach § 4 Abs. 1 Satz 1 Var. 3 AMG gegeben. Für eine Einstufung als Fertigarzneimittel ist dann aber erforderlich, dass die Phagen ein Arzneimittel darstellen, das zur Abgabe an den Verbraucher bestimmt ist.[39]

Wildtypphagen aus einer Phagenbank werden in der Regel zur Weiterverarbeitung an Apotheken oder Hersteller, z. B. Herstellung von Phagencocktails oder Vermehrung der Viren, im Sinne von § 4 Abs. 1 Satz 2 AMG bestimmt sein. Die Abgabe von Wildtypphagen aus der Phagenbank macht, unabhängig von der gewerblichen Lagerung und Vermehrung der Phagen, das Produkt somit noch nicht zu einem Fertigarzneimittel. Erst wenn diese Grenze überschritten wird, wird die Eigenschaft als Fertigarzneimittel begründet, d.h. bei der Herstellung eines fertigen Phagencocktails.

3.2.2.2 Herstellung von Designerphagen

Fraglich ist, ob die Herstellung patientenindividueller Designerphagen als industriell bezeichnet werden kann. Zwar ist die Gentechnik durch die Erfindung der Genschere CRISPR-Cas so günstig und einfach wie nie zuvor anzuwenden. Dennoch werden für die Herstellung von Designerphagen spezielle Maschinen benötigt, die über den üblichen

---

[37] Diese Ausnahme wird auch als *formula magistralis* bezeichnet, siehe Art. 3 Nr. 1 GK.

[38] Maßgeblich ist das Vorhandensein einer Abfolge von Operationen im Betrieb, wodurch ein standardisiertes Produkt erzeugt wird, vgl. Kloesel/Cyran (Hrsg.), Kloesel/Cyran 2023, 140. Akt.-Lief., § 4 AMG, Anm. 9.

[39] Verbraucher in diesem Sinne sind Krankenhäuser, Ärzte und anderes Personal, das Arzneimittel an einem Patienten anwendet, vgl. Kloesel/Cyran (Hrsg.), Kloesel/Cyran 2023, 140. Akt.-Lief., § 4 AMG, Anm. 4b.

Apothekenbetrieb hinausgehen: z.B. Gensequenzierungsgeräte oder In-
kubatoren.

Diese Maschinen benötigen aber keine großen Industrieanlagen, sondern sind auch in den Laboren von Forschungseinrichtungen und Uni-
versitäten zu finden. Der alleinige Einsatz von Maschinen macht den
Herstellungsprozess daher nicht *a priori* zu einem industriellen Verfahren.[40]

Für ein industrielles Verfahren könnten die Notwendigkeit der Inter-
pretation von Sequenzierungsdaten, der Umgang mit Zellkulturen und
die Anforderungen an spezielle Kenntnisse in Virologie und Molekularbiologie sprechen, die ein besonderes technisches Verständnis erfordern. Spezielle Fachkenntnisse können jedoch auch in rein gewerblichen, nicht notwendigerweise industriellen Verfahren erforderlich
sein.

Entscheidend ist deshalb allein, dass die Produktion in einem gewissen
Umfang automatisiert und standardisiert abläuft.[41]

Die Tatsache, dass die Produktion nicht automatisiert abläuft, könnte
jedoch bei der Herstellung von patientenindividuellen, biotechnologischen Arzneimitteln möglicherweise nicht als Indiz gegen ein industrielles Verfahren gewertet werden müssen. Denn diese Arzneimittel werden des Öfteren nur in geringem Umfang hergestellt.

Hierfür spricht zum Teil auch die Sichtweise des Gesetzgebers, der bei
der Schaffung des § 4 Abs. 1 Satz 1 Var. 2 AMG die Herstellung von per-
sonalisierten Arzneimitteln nach § 21 Abs. 2 Nr. 1a, 1b AMG vor Augen
hatte.[42] Diese Arzneimittel werden nicht im Voraus hergestellt. Es muss
sich aber um Fertigarzneimittel handeln, da andernfalls eine

---

[40] Vgl. Wesser, in: Kloesel/Cyran (Hrsg.), Kloesel/Cyran 2023, 140. Akt.-Lief., § 4 AMG,
Anm. 9.
[41] Krüger, in: Kügel/Müller/Hofmann (Hrsg.), Kügel et al. 2022, § 4 AMG, Rn. 14.
[42] BT-Drucks. 15/5316, 33.

Freistellung von der Zulassungspflicht nach § 21 Abs. 2 AMG sinnlos wäre. Die Ausnahme könnte aber auch die rein gewerbliche Herstellung ins Auge gefasst haben, die außerhalb von Apotheken stets zulassungspflichtig wäre.

Es scheint jedoch insgesamt überzeugend, auf den Umfang der Herstellung abzustellen, d. h wie viele Designerphagen pro Tag hergestellt werden. Die Herstellung von Designerphagen erfolgt daher nicht zwangsläufig industriell, obschon eine besondere technische Ausstattung und spezielles Fachwissen erfordert wird.

Eine Herstellung von bis zu 100 Packungen eines Arzneimittels pro Tag ist nach der Rechtsprechung nicht als industriell einzustufen.[43] Nichtsdestotrotz wird die Herstellung von Designerphagen in der Regel gewerblich erfolgen und auch bei einer Herstellung von unter 100 Packungen pro Tag zu einer Einstufung als Fertigarzneimittel gemäß § 4 Abs. 1 Satz 1 Var. 3 AMG führen. Im Apothekenbetrieb ist eine Herstellung von Designerphagen als Rezepturarzneimittel aber nicht *a priori* ausgeschlossen.

3.3 Klassifizierung als Arzneimittel für neuartige Therapien (ATMP)

Die Herstellung von Designerphagen kann eine Klassifizierung als Gentherapeutikum (GTMP) gemäß Art. 2 Abs. 1 Buchst. a) erster Gedankenstrich der Verordnung (EG) Nr. 1394/2007 (ATMP-VO) zur Folge haben. Die Klassifizierung als GTMP setzt voraus, dass der Wirkstoff des Phagenarzneimittels aus einer rekombinanten Nukleinsäure[44]

---

[43] EuGH, Urteil vom 26.10.2016 – C 276/15, juris-Rn. 34.
[44] Als Nukleinsäuren werden DNA und Ribonukleinsäure (RNA) bezeichnet, siehe National Human Genome Research Institute, Talking Glossary of Genomic and Genetic

besteht.[45] Die Entstehung einer rekombinanten Nukleinsäure resultiert durch ein gentechnisches Herstellungsverfahren, bei dem genetisches Material aus zwei unterschiedlichen Quellen zusammengeführt wird.[46] Rekombinante Phagen entstehen somit, indem die Phagen-DNA mit einer anderen Nukleinsäure verbunden (und anschließend vermehrt) wird.

Enthält das Arzneimittel rekombinante Phagen im Sinne der Legaldefinition, so werden diese in der Regel einem Patienten verabreicht, um diesem eine Nukleinsäuresequenz, d.h. das rekombinante Phagengenom, hinzuzufügen.

Nach der Legaldefinition müssen rekombinante Phagen lediglich im oder am Körper des Patienten verwendet werden. Es ist nicht erforderlich, dass die Phagen in die menschlichen Zellen des Patienten eindringen, wie es beim gesetzlichen Normalfall der Norm, der somatischen Gentherapie, der Fall ist. Eine Infektion der Bakterien durch die Phagen auf der Oberfläche der menschlichen Zellen erfüllt den gesetzlichen Tatbestand gleichermaßen.

Des Weiteren ist ein unmittelbarer Zusammenhang zwischen der therapeutischen oder prophylaktischen Wirkung des Phagenarzneimittels und der rekombinanten Nukleinsäuresequenz, die es enthält, oder dem Produkt der Genexpression des rekombinanten Phagen erforderlich. Ein Beispiel wäre die Expression neuer lytischer Proteine mit besonderen Eigenschaften, die durch das mit der Phagen-DNA rekombinierte Gen codiert werden. Das Tatbestandsmerkmal schließt im Gegensatz

---

Terms, Nucleic Acids (https://www.genome.gov/genetics-glossary/Nucleic-Acids) zuletzt abgerufen am 11.03.2025.

[45] Abschnitt 2.1 Buchst. a), Teil IV, Anhang I GK i. V. mit Art. 2 Abs. 1 Buchst. a) erster Spiegelstrich ATMP-VO.

[46] Ähnlich Faltus, PharmR 2023, 469, 475; siehe auch Schauer, PharmR 2022, 482, 484; dabei muss es sich aber um genetisches Material biologischer Herkunft handeln, wodurch das Arzneimittel zu einem biologischen Arzneimittel wird, vgl. Guerriaud/Kohli, Front Med (Lausanne) 9 (2022), 1012497, 8.

dazu solche genetischen Veränderungen aus, die ausschließlich die Nebenwirkungen durch die Anwendung des Phagen verringern würden, wie beispielsweise eine Verringerung der Immunogenität der applizierten Phagen im Körper des Patienten.

Imfpstoffe gegen Infektionskrankheiten werden von der GTMP-Definition ausgeschlossen. Infolgedessen können Phagenimpfstoffe gegen Infektionskrankheiten nicht als GTMP eingestuft werden.[47]

3.4 Klassifizierung als gentechnisch veränderter Organismus (GVO)

Die Herstellung von Designerphagen kann auf unterschiedliche Weise und zu verschiedenen Zwecken erfolgen. So besteht etwa die Möglichkeit, dem Phagen artenfremde Gene hinzuzufügen oder dessen eigene Gene zu verändern, um Proteine zu bilden, die Biofilme auf bakteriellen Zellen zerstören, resistenzbildende Gene aus dem bakteriellen Genom entfernen oder die Wirtsspezifität des Phagen zu erhöhen. Andererseits können dem Phagen auch eigene Gene entfernt werden, um z. B. dessen Immunogenität im menschlichen Körper zu verringern.

Phagen sind Viren und demnach Organismen im Sinne von § 3 Nr. 1, 1a Var. 1 GenTG. Die gentechnische Veränderung von Phagen kann deshalb zu einer Klassifizierung als gentechnisch veränderter Organismus (GVO) gemäß § 3 Nr. 3 GenTG führen. Dazu muss das genetische Material des Phagen in einer Weise verändert worden sein, wie sie unter natürlichen Bedingungen durch Kreuzen oder natürliche Rekombination nicht vorkommt.

---

[47] Zu möglichen immunologischen Ansätzen siehe König/Sauter, König et al. 2023, 73; vgl. auch Faltus, PharmR 2023, 469, 474.

Das Hinzufügen artenfremder Gene, sog. Transgene, in das Genom des Phagen führt deshalb dazu, dass dieser nach § 3 Abs. 3a Buchst. a) GenTG als GVO sowie als ATMP (*supra* 3.3) klassifiziert wird.[48]

Eine Veränderung der genetischen Eigenschaften des Phagen durch Mutagenese-Techniken, d.h. Veränderungen im Genom des Phagen ohne Einführen exogenen genetischen Materials,[49] führt grundsätzlich nicht zu einem GVO-Status.[50] Ein Beispiel hierfür ist die Bestrahlung von Organismen, durch welche zufällige Mutationen in deren Genom ausgelöst werden.

Die Verwendung neuartiger Mutagenese-Techniken, wie der Genschere CRISPR-Cas, führt nach der Rechtsprechung des EuGH hingegen stets zu einer Klassifizierung als GVO.[51] Das hat zur Folge, dass Designerphagen, denen pathogene oder immunogene Bestandteile durch neuartige Mutagenese-Techniken entfernt werden, nicht als ATMP (*supra* 3.3), aber als GVO zu klassifizieren sind.[52] Diese Rechtsprechung führt im Ergebnis dazu, dass bei der Herstellung von Designerphagen der Einsatz von Mutageneseverfahren, die nach 2001 entstanden sind, zwangsläufig zum GVO-Status des Phagenarzneimittels führt.[53]

Da es sich bei diesen Verfahren um die günstigsten Techniken handelt, die außerdem dem wissenschaftlichen Stand der Technik entsprechen, ist davon auszugehen, dass aufkommende gentechnisch veränderte Phagenarzneimittel *de lege lata* stets als GVO zu klassifizieren sind.

---

[48] Vgl. Ronellenfitsch, in: Dederer et al. (Hrsg.), Dederer et al., 95. Aktualisierung, § 3 GenTG, Rn. 124.

[49] Ronellenfitsch, in: Dederer et al. (Hrsg.), Dederer et al., 95. Aktualisierung, § 3 GenTG, Rn. 128.

[50] § 3 Nr. 3b UAbs. 2 Buchst. a) GenTG.

[51] EuGH, Urteil vom 25.7.2018 – Rs. C-528/16 - *Confédération paysanne*, Rn. 51 = ZUR 2018, 534, 537; weiterführend Spranger, EuZW 2023, 854.

[52] Vgl. Dederer/Herdegen, in: Dederer et al. (Hrsg.), Dederer et al., § 14 GenTG, Rn. 100.

[53] Vgl. Andersen/Schreiber, NuR 2020, 99, 103.

Mittlerweile können Phagen auch zellfrei hergestellt werden, indem eine biologische Synthese *in vitro* durchgeführt wird. Auf diese Weise können bisher ausschließlich Replika von Wildtypphagen erzeugt werden, weshalb in diesem Fall kein GVO-Status vorliegt.[54] Die zellfreie Herstellung von Phagen durch biologische Synthese fällt somit nicht unter die Bestimmungen des GenTG.

Tabelle 3.1: Rechtlicher Status von Phagenarzneimitteln

Arzneimittel	Fertigarznei-mittel	ATMP	GVO
Wildtyppha-gen *off-the-shelf*	Ja	Nein	Nein
Wildtyppha-gen *patientenindividuell*	Ja/Nein	Nein	Nein
Designerpha-gen *off-the-shelf*	Ja	Ja/Nein	Ja
Designerpha-gen *patientendindividuell*	Ja/Nein	Ja/Nein	Ja

[54] German Central Commitee on Biological Safety, Synthetic Biology - 2nd Interim report, (https://zkbs-online.de/fileadmin/user_upload/Downloads/Fokusthemen/Synthetische_Biologie/2._Bericht_ZKBS_Synthetische_Biologie_2018.pdf), zuletzt abgerufen am 11.03.2025, 16.

4 Zulassung

4.1 Verbot der Anwendung bedenklicher Arzneimittel

Die Qualität eines Arzneimittels wirkt sich unmittelbar auf dessen Sicherheit bzw. Unbedenklichkeit aus.[55] In diesem Zusammenhang stellt sich die Frage, ob das Fehlen spezifischer Herstellungsstandards für Phagentherapeutika dazu führt, dass Phagenarzneimittel gemäß § 5 Abs. 1 AMG als bedenkliche[56] Arzneimittel weder angewendet noch in Verkehr gebracht werden dürfen.

Insoweit ist festzustellen, dass z.B. GMP-Standards nach § 54 Abs. 4 AMG für Apotheken nur anwendbar sind, soweit sie einer Herstellungs- oder Importerlaubnis bedürfen. Apothekeninhaber benötigen nach § 13 Abs. 2 Nr. 1 Var. 1 AMG für die Herstellung von Arzneimitteln im Rahmen des üblichen Apothekenbetriebs im Grundsatz keine Herstellungserlaubnis. Das bedeutet, dass im Rahmen des üblichen Apothekenbetriebs keine GMP-Standards zu erfüllen sind.

Demzufolge können fragmentierte oder fehlende GMP-Standards für Phagenarzneimitteln nicht *eo ipso* dazu führen, dass das Verbot nach § 5 Abs. 1 AMG einschlägig ist. Andernfalls würde das Verbot nach § 5 Abs. 1 AMG die Privilegierung nach § 54 Abs. 4 AMG konterkarieren, wodurch diese keinen Anwendungsbereich hätte.

---

[55] Prütting, in: Kloesel/Cyran (Hrsg.), Kloesel/Cyran 2023, 140. Akt.-Lief., § 13 AMG, Anm. 3.

[56] Nach § 5 Abs. 2 AMG sind Arzneimittel bedenklich, wenn bei ihnen nach dem jeweiligen Stand der wissenschaftlichen Erkenntnisse der begründete Verdacht besteht, dass sie bei bestimmungsgemäßem Gebrauch schädliche Wirkungen haben, die über ein nach den Erkenntnissen der medizinischen Wissenschaft vertretbares Maß hinausgehen.

© Der/die Autor(en), exklusiv lizenziert an
Springer Fachmedien Wiesbaden GmbH, ein Teil von Springer Nature 2025
L. Pietrek, *Phagentherapeutika*, BestMasters,
https://doi.org/10.1007/978-3-658-49489-6_4

Stattdessen ist bei der Frage der Bedenklichkeit auf das konkret-individuelle Nutzen-Risiko-Verhältnis des jeweiligen Phagenarzneimittels abzustellen.[57] Es kann aber kein abstrakt-generelles Verbot von Phagenarzneimitteln aus § 5 Abs. 1 AMG aufgrund fehlender spezifischer Herstellungsstandards abgeleitet werden.

4.2 Formelle Voraussetzungen und Ausnahmen

Fertigarzneimittel dürfen in Deutschland nur nach einem Zulassungsverfahren in Verkehr gebracht werden.[58]

4.2.1 Zentralisiertes Zulassungsverfahren

Für die Genehmigung des Inverkehrbringens bestimmter Arzneimittel ist eine zentralisierte Zulassung durch die Europäische Kommission erforderlich. Der Antrag hierfür ist bei der Europäischen Arzneimittelagentur (EMA) einzureichen.[59]

4.2.1.1 Obligatorisches zentralisiertes Zulassungsverfahren

Zu diesen Arzneimitteln zählen einerseits ATMP[60] und andererseits Arzneimittel, die im Rahmen einer kontrollierten Expression in Prokaryonten hergestellt werden.[61]

Phagentherapeutika mit ATMP-Status unterliegen deshalb dem zentralisierten Zulassungsverfahren. Phagentherapeutika ohne ATMP-Status werden regelmäßig aus Bakterien isoliert, die Prokaryoten sind

---

[57] Vgl. Hofmann, in: Kügel/Müller/Hofmann (Hrsg.), Kügel et al. 2022, § 5 AMG, Rn. 13; Rehmann, in: Rehmann (Hrsg.), Rehmann 2020, § 5 AMG, Rn. 2.
[58] § 21 Abs. 1 Satz 1 AMG; Art. 6 Abs. 1 GK.
[59] Art. 4 Abs. 1, Art. 3 Abs. 1 und 2, Art. 1 Abs. 1 VO (EG) Nr. 726/2004.
[60] Art. 3 Abs. 1 i. V. mit Anhang I Nr. 1a VO (EG) Nr. 726/2004.
[61] Art. 3 Abs. 1 i. V. mit Anhang I Nr. 1 zweiter Spiegelstrich VO (EG) Nr. 726/2004

(*supra* 2.1). Das Inverkehrbringen von Phagenarzneimitteln könnte deshalb umfassend dem zentralisierten Verfahren unterworfen sein.

Dagegen spricht jedoch der Wortlaut. Anhang I VO (EG) Nr. 726/2004 nimmt ausschließlich auf biotechnologische Verfahren Bezug, weshalb die reine Isolation von Phagen aus Bakterienzellen aus ihrer natürlichen Umgebung nicht als "kontrolliert" im Sinne des Anhangs zu betrachten ist.

Diese Auslegung wird durch systematische Erwägungen gestützt. Neben der kontrollierten Expression in Prokaryoten werden weitere Herstellungsverfahren und Arzneimittel dem zentralisierten Zulassungsverfahren zugewiesen, wie etwa die Technologie der rekombinierten DNS oder transformierte Säugetierzellen, die beide biotechnologische Herstellungsverfahren darstellen.

Gemäß der Entstehungsgeschichte der Norm perpetuiert die einschlägige Leitlinie der EMA, dass nur Arzneimittel gemeint sind, die durch biotechnologische Prozesse hergestellt werden.[62]

Eine "kontrollierte Expression" muss aus den genannten Gründen einen engeren Anwendungsbereich aufweisen als die ausschließliche Isolation und Vermehrung von Viren in Bakterien.

Erfasst ist hingegen, wenn bakterielle Zellen gentechnisch verändert werden, um die Expressionsrate der Phagen durch die bakterielle Zelle zu steuern. In diesem Fall unterliegt das resultierende Phagentherapeutikum stets der zentralisierten Zulassungspflicht, denn es handelt es sich um kontrollierte Expression – unabhängig von der Klassifizierung als ATMP. Somit unterfallen Arzneimittel, die GVO-Phagen enthalten,

---

[62] European Medicines Agency, Scientific Aspects and Working Definitions for the mandatory scope of the centralised procedure, EMEA/CHMP/121944/2007, (https://www.ema.europa.eu/en/documents/regulatory-procedural-guideline/scientific-aspects-and-working-definitions-mandatory-scope-centralised-procedure_en.pdf), zuletzt abgerufen am 11.03.2025, 3.

stets der zentralisierten Zulassungspflicht. Denn in diesem Fall werden Bakterienzellen gentechnisch verändert, um die Expression von Phagen zu steuern.

Die bloße Isolation und anschließende Vermehrung von Wildtypphagen in Bakterienzellen, wie sie beispielsweise in einer Phagenbank erfolgt,[63] erfüllt diese Voraussetzung hingegen nicht. Ebenso werden neuartige Herstellungsverfahren nicht erfasst, die auf den Einsatz lebender Zellen verzichten und Phagen stattdessen *in vitro* synthetisieren.[64] Denn in diesem Fall werden keine Prokaryoten eingesetzt.

4.2.1.2 Fakultatives zentralisiertes Zulassungsverfahren

Dennoch können diese Arzneimittel das zentralisierte Zulassungsverfahren freiwillig in Anspruch nehmen, da bislang keine Phagenarzneimittel in der EU zugelassen wurden. Sie würden stets einen neuen, in der EU noch nicht genehmigten Wirkstoff enthalten und könnten daher das fakultative zentralisierte Verfahren nutzen.[65] Daneben kann auch der Innovationstatbestand eine Inanspruchnahme rechtfertigen.[66]

4.2.1.3 Verfahrensrechtliche Privilegierungen

Infolge der therapeutischen Innovation bei der Bekämpfung von AMR-Bakterien könnte gemäß Art. 14 Abs. 9 VO (EG) Nr. 726/2004 im Rahmen des zentralisierten Zulassungsverfahrens ein beschleunigtes Zulassungsverfahren beansprucht werden.

Dadurch verkürzt sich das Zulassungsverfahren, weil das wissenschaftliche Gutachten des Ausschusses für Humanarzneimittel (CHMP) der EMA statt nach 210 Tagen bereits nach 150 Tagen zu erwarten ist.[67]

---

[63] Faltus, Viruses 16 (2024), 8.
[64] Vgl. Emslander et al., Cell Chem Biol 29 (2022), 1434-1445.e7; Xu et al., Trends Biotechnol 43 (2025), 248.
[65] Art. 3 Abs. 2 Buchst. a) VO (EG) Nr. 726/2004.
[66] Art. 3 Abs. 2 Buchst. b) VO (EG) Nr. 726/2004.
[67] Vgl. Art. 6 Abs. 3 UAbs. 1, Art. 14 Abs. 9 UAbs. 2 VO (EG) Nr. 726/2004.

Aufgrund des therapeutischen Potentials von Phagen besteht außerdem die Möglichkeit, das PRIME-Verfahren der EMA zu beanspruchen.[68] In diesem Fall begleitet der Mitgliedsstaat, der im zentralisierten Zulassungsverfahren die Funktion des Berichterstatters (Rapporteur/Co-Rapporteur) innehat, den gesamten Produktentwicklungsprozess des Arzneimittels im Rahmen einer wissenschaftlichen Beratung.

4.2.1.4 Freisetzungsgenehmigung

Das Inverkehrbringen von Produkten, die GVO enthalten oder aus solchen bestehen, bedarf in Deutschland grundsätzlich einer Freisetzungsgenehmigung durch das Bundesamt für Verbraucherschutz und Lebensmittelsicherheit (BVL).[69]

Für GVO-haltige Humanarzneimittel im zentralisierten Zulassungsverfahren entfällt diese Pflicht.[70] Zugelassene Designerphagen können daher ohne eine separate Freisetzungsgenehmigung durch das BVL in Verkehr gebracht werden. Dies entbindet aber nicht von der Pflicht zur Durchführung einer Umweltverträglichkeitsprüfung, deren Ergebnisse stattdessen im Rahmen des arzneimittelrechtlichen Zulassungsverfahrens erwartet und überprüft werden.

---

[68] Ein informelles Verfahren, das auf der Grundlage von Art. 57 Abs. 1 UAbs. 2 Buchst. n) der VO (EG) Nr. 726/2004 geschaffen wurde.
[69] §§ 14 Abs. 1 Satz 1 Nr. 2, 3 Nr. 5, 2 Abs. 1 Nr. 3, 31 Satz 2 GenTG.
[70] Art. 6 Abs. 2 UAbs. 2 VO (EG) Nr. 726/2004 i V. mit Art. 13 Abs. 1 UAbs. 1 RL 2001/18/EG.

4.2.2 Nationales und dezentralisiertes Zulassungsverfahren

Besteht keine zentrale Zulassungspflicht, kann eine ausschließlich nationale bzw. dezentrale Marktzulassung in mehreren, vom Antragsteller zu bestimmenden EU-Mitgliedstaaten beantragt werden.[71]

In Deutschland ist das Paul-Ehrlich-Insitut (PEI) nach § 77 Abs. 2 AMG für virale Impfstoffe zuständig. Es ist aber im Umkehrschluss nicht für Viren im Allgemeinen zuständig. Insoweit ist für die nationale und dezentrale Zulassung aller Phagenarzneimittel, die keine Impfstoffe sind und die nicht zentral zugelassen werden müssen (*supra* 4.2.1.1), das Bundesinstitut für Arzneimittel und Medizinprodukte (BfArM) nach § 77 Abs. 1 AMG zuständig.

Wird eine dezentrale Zulassung in mehreren EU-Mitgliedstaaten angestrebt, kann auch die Arzneimittelbehörde eines anderen EU-Mitgliedstaats vom Antragsteller ausgewählt werden.[72]

4.2.3 Genehmigung nach § 4b Abs. 3 AMG

Neben dem zentralisierten Zulassungsverfahren besteht für ATMP-Phagen eine weitere Möglichkeit zur erlaubten Abgabe. Nach Art. 3 Nr. 7 GK muss in allen EU-Mitgliedstaaten die Möglichkeit bestehen, ATMP im Rahmen der sog. Krankenhausausnahme ohne vorherige Zulassung abzugeben, sofern das Arzneimittel nicht routinemäßig hergestellt wird und an ein Krankenhaus des Mitgliedstaates auf individuelle ärztliche Verschreibung für einen einzelnen Patienten abgegeben wird und die zuständige Behörde des Mitgliedstaates dies genehmigt.

---

[71] Vgl. § 21 Abs. 1, 25b AMG.
[72] Art. 28 Abs. 1 UAbs. 2 GK.

In Deutschland ist in diesem Fall ein Antrag beim PEI zu stellen.[73] Das Erfordernis der Erteilung einer Freisetzungsgenehmigung durch das BVL entfällt und wird durch die Genehmigung des PEI nach § 4b Abs. 4 Satz 1 und 2 AMG ersetzt.

4.2.4 Abgabe im Apothekenbetrieb

4.2.4.1 Herstellung als Rezepturarzneimittel

Die Zulassungspflicht nach § 21 Abs. 1 Satz 1 AMG gilt nur Fertigarzneimittel. Phagenarzneimittel fallen nicht unter den Begriff des Fertigarzneimittels, soweit sie als Rezeptur in einer Apotheke hergestellt werden (*supra* 3.2.2). Sie sind nicht zulassungspflichtig.

Anderes gilt für Rezepturen von ATMP. Diese unterliegen zwar aufgrund der Nichtanwendbarkeit des Vierten Abschnitts des AMG gemäß § 4b Abs. 1 Satz 1 AMG nicht der Zulassungspflicht nach § 21 Abs. 1 Satz 1 AMG.

Allerdings besteht für alle ATMP – und nicht nur Fertigarzneimittel – nach § 4b Abs. 3 AMG („Arzneimittel") eine Genehmigungspflicht, soweit diese an andere abgegeben werden sollen. Das Apothekenprivileg der zulassungsfreien Herstellung von Rezepturen gilt daher nicht für Phagentherapeutika mit ATMP-Status.[74]

4.2.4.2 Herstellung als Defekturarzneimittel

Für Phagentherapeutika mit Status als Fertigarzneimittel können Ausnahmen von der Zulassungspflicht bestehen.

Eine Ausnahme besteht für die Herstellung von Defekturen nach § 21 Abs. 2 Nr. 1 AMG. Danach dürfen aufgrund nachweislich häufiger

---

[73] §§ 4b Abs. 3, 77 Abs. 2 AMG.
[74] Übereinstimmend Faltus, PharmR 2023, 679, 685; vgl. Dettling, in: Zuck/Dettling (Hrsg.), Zuck/Dettling 2021, § 4b AMG, Rn. 99.

ärztlicher Verordnung im Rahmen des üblichen Apothekenbetriebs an einem Tag bis zu 100 abgabefertige Packungen von Arzneimitteln hergestellt werden, die zur Abgabe an Endverbraucher im Rahmen der bestehenden Apothekenbetriebserlaubnis bestimmt sind.

4.2.4.2.1 Häufigkeit der Verordnung

Eine häufige Verordnung von Ärzten im Rahmen der Defekturausnahme muss durch die Apotheke nachgewiesen werden. Die Rechtsprechung hat insoweit bereits 20 Verordnungen pro Monat als ausreichend angesehen.[75]

Derzeit ist nicht bekannt, dass Phagentherapeutika in Deutschland von Ärzten regelmäßig verordnet werden. Aufgrund der geringen gesetzlichen Anforderungen an die Anzahl der Verschreibungen kann sich dies jedoch jederzeit durch einen einzelnen Arzt ändern.

4.2.4.2.2 Herstellung im Rahmen des üblichen Apothekenbetriebs

Problematisch ist jedoch, dass Defekturen „im Rahmen des üblichen Apothekenbetriebes" hergestellt werden müssen.[76] Insofern wird eine restriktive Auslegung dieses Tatbestandsmerkmals vorgeschlagen, so dass nicht zugelassene oder unerforschte Arzneimittel nicht als Defekturen hergestellt und in Verkehr gebracht werden dürfen.[77]

Nach anderer Auffassung ist das Tatbestandsmerkmal „im Rahmen des üblichen Apothekenbetriebes" lediglich dahingehend auszulegen, dass im Rahmen der Defekturherstellung keine Belieferung anderer

---

[75] OLG München, Urteil vom 23.02.2006 – 6 U 3721/05, juris-Rn. 73.
[76] Die folgenden Ausführungen gelten sinngemäß auch für die Herstellung von Phagen als Rezepturarzneimittel, vgl. Art. 3 Nr. 1 GK.
[77] Schickert/Welter-Birk, PharmR 2025, 70, 76.

Apotheken erfolgen darf.[78] Eine Einschränkung dahingehend, dass Apotheken z.B. gentechnisch veränderte Phagentherapeutika nicht als Defektur herstellen dürften, weil sie dafür etwa spezielle Geräte benötigen, die in Apotheken üblicherweise nicht vorhanden sind,[79] ergäbe sich nach dieser Aufassung insbesondere nicht.

4.2.4.2.3 Auslegung nach Wortlaut, Systematik sowie Sinn und Zweck

Der Wortlaut lässt zunächst die Auslegung zu, dass nur die *Menge* der hergestellten Arzneimittel im Rahmen des üblichen Apothekenbetriebs liegen muss. Der Wortlaut lässt aber auch zu, dass die *Art und Beschaffenheit* der Arzneimittel in der Weise maßgebend ist, dass nur solche Arzneimittel als Defekturen hergestellt werden dürfen, die üblicherweise im Rahmen des Apothekenbetriebs hergestellt werden.

Gegen Letzteres spricht, dass in diesem Fall unklar bleibt, ob sich der Maßstab des „üblichen Apothekenbetriebs" auf die einzelne Apotheke bezieht oder ob der gesamte Apothekenbetrieb in Deutschland bzw. der EU als Maßstab heranzuziehen ist. Gegen Ersteres spricht *prima facie* die Systematik der Norm. Denn die Zulassungspflicht nach § 21 Abs. 1 AMG ist der Regelfall. Demgegenüber handelt es sich bei § 21 Abs. 2 Nr. 1 AMG um eine Ausnahmevorschrift, die grundsätzlich eng auszulegen ist.[80]

Zwar ist zuzustimmen, dass eine enge Auslegung der Defekturausnahme geboten ist, soweit eine Umgehung der Zulassungspflicht durch arbeitsteiliges Vorgehen zwischen pharmazeutischem Unternehmen

---

[78] Dettling/Apeltauer, in: Zuck/Dettling (Hrsg.), Zuck/Dettling 2021, § 21 AMG, Rn. 111-113; siehe auch EuGH, Urteil vom 16.07.2015 - C 544/13 und C-545/13, Rn. 67-70 = PharmR 2015, 436, 443.
[79] Vgl. VG Köln, Urteil vom 14.10.2014 – 7 K 368/13, juris-Rn. 115.
[80] Vgl. EuGH, Urteil vom 16.07.2015 – C 544/13 und C 545-13, Rn. 54 = PharmR 2015, 436, 442.

und Apotheken droht.[81] Anders verhält es sich jedoch in dem Fall, wenn die Apotheke die vollständige Herstellung des Arzneimittels selbst vornimmt.

Denn in diesem Fall sprechen Sinn und Zweck der Norm für eine weite Auslegung, welche eine umfassende Herstellung von Defekturarzneimitteln nach ihrer Art und Beschaffenheit zulässt. Denn die Frage nach dem Anwendungsbereich der Defekturausnahme, und damit der Reichweite der Befreiung von der Zulassungspflicht im Rahmen der Defekturherstellung, dient nicht dem Schutz der pharmazeutischen Industrie vor der Konkurrenz durch Apotheken. Zweck der Regelung ist zuvörderst die Sicherung der ärztlichen Therapiefreiheit.[82]

Der Arzt soll bei der Verordnung einer zweckmäßigen Therapie nicht ausschließlich von der pharmazeutischen Industrie abhängig sein. Denn die Entscheidung eines pharmazeutischen Unternehmers, die Zulassung eines Arzneimittels zu beantragen, wird nach rein wirtschaftlichen Gesichtspunkten getroffen. Dies lässt sich am Beispiel von Kinderarzneimitteln verdeutlichen, die häufig im Rahmen eines *Off-Label-Use* verordnet werden müssen, da die Forschung und Entwicklung für diese Patientenpopulation in der Regel als unwirtschaftlich bzw. unattraktiv angesehen wird.

Trotz fehlender Zulassung - und damit fehlender wissenschaftlicher Evidenz - kann eine Arzneimitteltherapie aber die notwendige und zweckmäßige Therapie darstellen. Eine enge Auslegung der Defekturausnahme, welche die Herstellung bestimmter Arzneimittel(-gruppen) der pharmazeutischen Industrie vorbehält, würde insoweit die

---

[81] VG Köln, Urteil vom 14.10.2014 – 7 K 368/13, juris-Rn. 16-21 = PharmR 2015, 315, 316.
[82] Vgl. Dettling/Köbler, in: Zuck/Dettling (Hrsg.), Zuck/Dettling 2021, § 13 AMG, Rn. 434.

grundrechtlich geschützte Therapiefreiheit des Arztes in ihrem Wesensgehalt berühren.

Das Argument, eine enge Auslegung der Defekturausnahme diene dem Schutz der Patienten vor den Gefahren unerforschter oder nicht zugelassener Arzneimittel, ist insofern nicht überzeugend, als Patienten durch einen Arzneimittelversorgungsvorbehalt zugunsten der pharmazeutischen Industrie überhaupt nicht mit bestimmten Arzneimitteln behandelt werden könnten, obwohl unter Umständen keine Behandlungsalternative besteht. Deshalb ist auch das Argument der Autoren, die für eine enge Auslegung plädieren, dass Patienten mit seltenen Leiden vollumfänglich im Rahmen der Defekturherstellung durch Apotheken versorgt werden könnten,[83] tatsächlich kein Argument gegen, sondern für die weite Auslegung der Defekturausnahme.

Dass die Marktexklusivitätsrechte für Arzneimittel gegen seltene Leiden durch eine weite Auslegung der Defekturausnahme in ihrer Attraktivität beschränkt werden würden, ist unbestritten. Allerdings bleibt der Rechteinhaber grundsätzlich alleiniger Zulassungsinhaber und kann die damit einhergehenden rechtlichen Vorteile etwa im Bereich Sozialversicherungs- und Heilmittelwerberechts genießen, welche mit einer Arzneimittelzulassung einhergehen. Konkurrenten des Zulassungsinhabers eines Arzneimittels gegen seltene Leiden bleiben von diesen rechtlichen Vorteilen ausgeschlossen, weshalb ein absoluter Abgabevorbehalt unter Ausschluss der Defekturausnahme unverhältnismäßig erscheint.

Eine restriktive Auslegung der Defekturausnahme bringt bei Lichte betrachtet auch kaum einen Gewinn zugunsten der Patientensicherheit. Denn Defekturen dürfen nach Art. 3 Nr. 2 GK nur an Patienten abgegeben werden, die Kunden dieser Apotheke sind, und gelangen somit

---

[83] Schickert/Welter-Birk, PharmR 2025, 70, 76.

nicht in den allgemeinen Warenverkehr. Die Defekturausnahme dient deshalb nachdrücklich der Gewährleistung der Versorgungssicherheit.

Die Patientensicherheit wird durch die Einhaltung der apothekenrechtlichen Herstellungsvorschriften im Rahmen des Defekturprivilegs nach Art. 3 Nr. 2 GK nämlich bereits gesetzlich vermutet. Darüber hinaus unterliegen neue Wirkstoffe stets der Verschreibungspflicht nach § 48 Abs. 1 Satz 1 Nr. 2 AMG, so dass die Verordnung des Arztes - als unabhängige Kontrollinstanz - über die Abgabe der Defektur und damit über die Vertretbarkeit der nicht zugelassenen Arzneimitteltherapie entscheidet. Schließlich besteht auch im Rahmen der Defekturherstellung nach §§ 5 Abs. 1, 8 Abs. 1 Nr. 1 AMG in besonders schwerwiegenden Grenzfällen ein indisponibler Schutz zugunsten des Patienten.

Im Ergebnis ist daher eine restriktive Auslegung der Defekturausnahme abzulehnen. Apotheken dürfen auch Phagenarzneimittel als Defektur herstellen und in Verkehr bringen, für die bislang keine arzneimittelrechtliche Zulassung besteht.[84]

4.2.4.2.4 Unionsrechtskonforme Auslegung

Dieses Auslegungsergebnis könnte durch eine unionsrechtskonforme Auslegung modifiziert werden müssen.

Art. 6 Abs. 1 GK bestimmt, dass Arzneimittel erst nach einer Genehmigung durch die zuständige Behörde in Verkehr gebracht werden dürfen. Nach Art. 3 Nr. 2 GK findet die RL 2001/83/EG im Rahmen einer Defekturherstellung keine Anwendung. Damit entfällt das Erfordernis der behördlichen Genehmigung nach Art. 6 Abs. 1 GK, bevor das Arzneimittel in Verkehr gebracht werden darf.

---

[84] Im Ergebnis zustimmend Rehmann, in: Rehmann (Hrsg.), Rehmann 2020, § 4 AMG, Rn. 1, m. w. N.

Nach Art. 3 Abs. 1 der VO (EG) Nr. 726/2004 dürfen jedoch alle Arzneimittel, die unter Anhang I dieser Verordnung fallen, nur dann in den
Verkehr gebracht werden, wenn für sie eine Genehmigung nach „dieser" Verordnung erteilt wurde. Darüber hinaus erklärt Art. 3 Nr. 2 GK
ausschließlich die RL 2001/83/EG im Rahmen der Defekturherstellung
für nicht anwendbar. Damit bleibt Art. 3 Abs. 1 VO (EG) Nr. 726/2004
von der Ausnahmeregelung für Defekturherstellungen nach Art. 3 Nr. 2
GK eindeutig unberührt.

Dies würde bedeuten, dass bei der Herstellung von Arzneimitteln nach
Anhang I VO (EG) Nr. 726/2004 stets ein Zulassungsverfahren zu
durchlaufen ist, bevor das Arzneimittel in Verkehr gebracht werden
darf. Wäre dies der Fall, müsste das Tatbestandsmerkmal „im Rahmen
des üblichen Apothekenbetriebs" nach § 21 Abs. 2 Nr. 1 AMG unions-
rechtskonform dahingehend ausgelegt werden, dass eine Defekturherstellung von Arzneimitteln des Anhangs I VO (EG) Nr. 726/2004 nicht
im Rahmen des üblichen Apothekenbetriebs erfolgen darf, um diesem
Erfordernis zu genügen.

Hierfür spricht, dass die Rechtsprechung die Zulässigkeit einer Ausein-
zelung von biotechnologischen Arzneimitteln in Fertigspritzen durch
Dritte von der Subsumtion unter den Herstellungsbegriff des Anhangs I VO (EG) Nr. 726/2004 abhängig gemacht hat.[85] Eine vollständige Herstellung von biotechnologischen Arzneimitteln und anschließende Abgabe durch eine Apotheke könnte demnach erst recht im
Rahmen eines Zulassungsverfahrens genehmigt werden müssen.[86]

Dagegen spricht, dass Art. 3 Nr. 7 GK im Rahmen der Krankenhausaus-
nahme eine Ausnahme von der Zulassungspflicht für ATMP vorsieht.
ATMP unterliegen aber der zentralen Zulassungspflicht (*supra* 4.2.1.1).
Dies könnte bedeuten, dass Art. 3 Abs. 1 VO (EG) Nr. 726/2004 von den

---

[85] Vgl. EuGH, Urteil vom 11.04.2013 – C-535/11, juris-Rn. 37-41.
[86] Vgl. EuGH, Urteil vom 11.04.2013 – C-535/11, juris-Rn. 42.

Ausnahmetatbeständen des Art. 3 GK beeinflusst wird, auch wenn der Wortlaut des Art. 3 GK nur „diese Richtlinie", also die RL 2001/83/EG erfasst. Insofern könnte Art. 3 Abs. 1 VO (EG) Nr. 726/2004 keine eigene Zulassungspflicht („ob" der Zulassung) begründen, sondern lediglich die verfahrensrechtlichen Anforderungen an die Zulassung („wie" der Zulassung") biotechnologischer Arzneimittel regeln.[87]

Dass die Ausnahmetatbestände, die über die Zulassungspflicht von Arzneimitteln entscheiden, auch auf zentral zuzulassende Arzneimittel anwendbar sind, entspricht im Endeffekt auch der bereits zitierten Rechtsprechung des EuGH, welcher Art. 5 Abs. 1 GK in seinen Urteilsgründen prüft.[88] Dies deckt sich anscheinend mit der rechtlichen Auffassung des nationalen Gesetzgebers, der nach § 4b Abs. 1 Satz 1 AMG die Ausnahmetatbestände des § 21 Abs. 2 für ATMP im Rahmen der Krankenhausausnahme nicht gelten lässt. Umgekehrt gelten die Ausnahmetatbestände des § 21 Abs. 2 AMG für ATMP, für welche § 4b AMG nicht gilt, d.h. ATMP, die nicht patientenindividuell hergestellt werden.

In einer Gesamtschau ist demnach überzeugend, Art. 3 Abs. 1 VO (EG) Nr. 726/2004 dahingehend auszulegen, dass nur *nach dem GK zulassungspflichtige* Arzneimittel, die unter Anhang I der VO (EG) Nr. 726/2004 fallen, einer Genehmigung im zentralisierten Zulassungsverfahren bedürfen. Das Inverkehrbringen von GVO- und ATMP-Phagen als Defekturen ist daher arzneimittelrechtlich ohne vorherige Zulassung möglich. Unabhängig davon ist jedoch zu beurteilen, ob auch deren Herstellung als Defektur rechtlich möglich ist (*infra* 5).

Tabelle 4.1: Zulassung und Abgabe von Phagenarzneimitteln

Arzneimittel	Zulassung zentral	Zulassung dezentral	Abgabe Rezeptur	Abgabe Defektur

[87] Übereinstimmend Stallberg, WRP 2013, 1144, 1148.
[88] Vgl. EuGH, Urteil vom 11.04.2013 – C-535/11, juris-Rn. 48.

Wild-typphagen	Ja	Ja	Ja	Ja
Designer-phagen *GVO-Status*	Ja	Nein	Ja	Ja
Designer-phagen *ATMP-Status*	Ja	Nein	Nein	Ja

4.2.4.3 Ausnahmeregelung im Gesundheitsnotstand

§ 21 Abs. 2 Nr. 1c AMG sieht eine Ausnahme von der Zulassungspflicht für Arzneimittel vor, die eine antibakterielle Wirksamkeit haben und zur Behandlung einer bedrohlichen übertragbaren Krankheit, deren Ausbreitung eine sofortige und das übliche Maß erheblich überschreitende Bereitstellung von spezifischen Arzneimitteln erforderlich macht, aus Wirkstoffen hergestellt werden, die von den Gesundheitsbehörden des Bundes oder der Länder oder von diesen benannten Stellen für diese Zwecke bevorratet wurden, soweit ihre Herstellung in einer Apotheke zur Abgabe im Rahmen der bestehenden Apothekenbetriebserlaubnis oder zur Abgabe an andere Apotheken erfolgt.

Eine sofortige Bereitstellung von Phagenarzneimitteln scheint nach dem derzeitigen Stand nicht erforderlich. Unabhängig davon bevorraten die Gesundheitsbehörden der Länder und des Bundes keine Phagentherapeutika. Allerdings besteht bereits jetzt eine Rechtsgrundlage, nach der Phagenarzneimittel ohne arzneimittelrechtliche Zulassung in Verkehr gebracht werden könnten, falls eine staatliche Bevorratung mit Phagenarzneimitteln nach § 47 Abs. 1 Nr. 3c AMG erforderlich wäre.

4.2.4.4 Freisetzungsgenehmigung

Werden GVO-Phagen von der Apotheke hergestellt und anschließend an Dritte abgegeben, ist eine Freisetzungsgenehmigung nach §§ 14 Abs. 1 Satz 1 Nr. 2, 31 Satz 2 GenTG beim BVL zu beantragen.[89] Denn das Inverkehrbringen im Sinne des Gentechnikrechts wird definiert als „die Abgabe von Produkten an Dritte, einschließlich der Bereitstellung für Dritte, und das Verbringen in den Geltungsbereich dieses Gesetzes, soweit die Produkte nicht zu gentechnischen Arbeiten in gentechnischen Anlagen oder für genehmigte Freisetzungen bestimmt sind"[90] und erfasst damit jeden Wechsel der Verfügungsgewalt vom Betreiber auf Dritte.[91]

4.3 Materielle Voraussetzungen und Ausnahmen

Gemäß Art. 6 VO (EG) Nr. 726/2004 sind bei einem Antrag im zentralisierten Zulassungsverfahren die Unterlagen nach Art. 8 Abs. 3, 10, 10a, 10b, 11 sowie Anhang I GK vollständig beizufügen. Gemäß §§ 26 Abs. 1 Satz 1, 25 Abs. 1 Satz 1 Nr. 2, 21 Abs. 1 Satz 1 AMG i. V. mit § 1 AMPV sind die einzureichenden Unterlagen im nationalen und dezentralen[92] Zulassungsverfahren identisch mit den Unterlagen des zentralisierten Zulassungsverfahrens. Insoweit erfolgt eine gemeinsame Prüfung der materiellen Voraussetzungen.

---

[89] In diesem Fall liegt ein Inverkehrbringen und keine Freisetzung vor, da die Abgabe zum Zweck des freien Warenverkehrs erfolgt, vgl. Dederer/Herdgen, in: Dederer et al. (Hrsg.), Dederer et al., § 14 GenTG, Rn. 110.
[90] § 3 Nr. 6 Halbsatz 1 GenTG.
[91] Dederer/Herdegen, in: Dederer et al. (Hrsg.), Dederer et al., § 14 GenTG, Rn. 102.
[92] Vgl. § 25b Abs. 1 Halbsatz 1 AMG.

4.3.1 Pharmazeutische, vorklinische und klinische Prüfung

Die zuständige Behörde darf die Zulassung eines Arzneimittels nur in den in § 25 Abs. 1 Satz 1 AMG bzw. Art. 12 Abs. 1 und 2 VO (EG) Nr. 726/2004 genannten Fällen versagen. Phagentherapeutika können dabei in zwei Fällen vor besondere Herausforderungen gestellt werden.

Zum einen muss das Phagenarzneimittel gemäß § 25 Abs. 2 Satz 1 Nr. 3 AMG nach den anerkannten pharmazeutischen Regeln hergestellt sein und eine angemessene Qualität aufweisen (*infra* 5).

Zum anderen darf die Arzneimittelbehörde die beantragte Zulassung nach § 25 Abs. 1 Satz 1 Nr. 2 AMG nur versagen, wenn das Phagenarzneimittel nach dem jeweils gesicherten Stand der wissenschaftlichen Erkenntnisse nicht ausreichend geprüft ist oder die sonstigen wissenschaftlichen Materialien nach § 22 Abs. 3 AMG nicht dem jeweils gesicherten Stand der wissenschaftlichen Erkenntnisse entsprechen. Für die Zulassung eines Phagenarzneimittels sind daher wie bei allen anderen zulassungspflichtigen Arzneimitteln im Grundsatz umfangreiche präklinische und klinische Studien durchzuführen.

4.3.2 Bibliographische Daten

Fraglich ist bei Phagenarzneimitteln, ob präklinische und klinische Studien immer durchgeführt werden müssen oder ob eine Bezugnahme auf bibliographische Daten aus dem Ausland, z.b. Studienreporten oder Anwendungsbeobachtungen, nach § 22 Abs. 3 AMG bzw. Art. 10a GK möglich ist.

Denn tatsächlich wurden Phagenarzneimittel in Polen, Belgien, Frankreich und Georgien bereits im Rahmen von individuellen Heilversuchen und „*compassionate use*"-Programmen eingesetzt, so dass klinische Erfahrungsberichte vorliegen.

4.3.2.1 Qualitative Anforderungen an bibliographische Daten

Nach § 22 Abs. 3 Satz 1 Nr. 1 AMG müssen Wirkstoffe seit mindestens zehn Jahren in der Europäischen Union allgemein medizinisch verwendet werden, um für eine bibliographische Zulassung in Betracht zu kommen. Nach Auffassung der Europäischen Kommission werden Anwendungszeiträume für die 10-Jahres-Frist nach Art. 10a GK auch vor dem EU-Beitritt eines Staates anerkannt, insbesondere muss das Arzneimittel nicht bereits zugelassen sein.[93]

Der wissenschaftliche Nachweis für die Zulassung von Designerphagen kann nicht durch bibliographische Daten ersetzt werden, da diese in der klinischen Anwendung bisher keine Rolle gespielt haben. Bei Wildtypphagen ist eine Verwertung jedoch denkbar. Problematisch ist aber, dass Phagenarzneimittel regelmäßig als Phagencocktail hergestellt werden und daher keinen einzelnen Stoff als Wirkstoff enthalten. In diesem Fall können aber zumindest die bekannten Phagenstämme, die Bestandteil des Wirkstoffs sind, nach § 22 Abs. 3 Satz 1 Nr. 3 AMG durch biobibliographische Daten überprüft werden.

Problematisch ist weiterhin, welche Anforderungen an das bibliographische Material zu stellen sind, um das erforderliche Erkenntnismaterial zu ersetzen. Nach ständiger Rechtsprechung des EuGH dient die bibliographische Zulassung zwar dazu, dass der Antragsteller die geforderten Versuche nicht selbst durchführen muss. Die bibliographischen Daten müssen jedoch die gleiche Studienqualität aufweisen wie bei

---

[93] European Commission, Notice to Applicants – Volume 2A, Procedures for marketing authorisation, Chapter 1, Marketing Authorisation, July 2019 (https://health.ec.europa.eu/document/download/0174e8fd-9224-4a45-bbd1-e071ffbfe972_en), zuletzt abgerufen am 11.03.2025, 37.

einem Vollantrag, weshalb stets randomisierte kontrollierte klinische Studien (sog. RCT-Goldstandard) als Maßstab gefordert werden.[94]

Diese sehr restriktive Auslegung des EuGH erscheint fragwürdig. Sie steht zumindest im Gegensatz zur Auffassung des deutschen Gesetzgebers, der nicht nur kontrollierte Studien, sondern auch bloße Sammlungen von Einzelfallberichten für ausreichend erachtet.[95]

Auch wenn aus Gründen der Gefahrenabwehr ein Mindestmaß an erforderlicher Evidenz gefordert werden muss und daher Einzelfallberichte wohl nicht ausreichend sein können,[96] scheint die restriktive Auslegung des EuGH über das Ziel hinauszuschießen. Sie führt nämlich dazu, dass die bibliographische Zulassung neben dem Antrag auf Zulassung eines generischen Arzneimittels keinen eigenen Anwendungsbereich hat. Denn durch die Forderung des EuGH, dass stets eine Bezugnahme auf randomisierte klinische Prüfungen erforderlich ist, muss auch für einen bibliographischen Antrag faktisch ein bereits zugelassenes Referenzarzneimittel vorliegen. Der Wortlaut des Art. 10a GK wurde jedoch offener formuliert als bei der generischen Zulassung. Die geforderte „allgemeine medizinische Verwendung" eines Wirkstoffs in Art. 10a GK ist nach dem Wortlaut und der Systematik nicht mit dem Genehmigungserfordernis eines „Referenzarzneimittels" in Art. 10 Abs. 1 UAbs. 1 und 2 GK gleichzusetzen.

Überzeugend erscheint daher die Auffassung, dass es sich bei den bibliographischen Daten nicht zwingend um randomisierte kontrollierte klinische Studien handeln muss, dass aber die Aussagekraft der bibliographischen Daten zumindest den Maßstäben der evidenzbasierten

---

[94] EuGH, Urteil vom 05.10.1995 – C-440/93 – *Scotia*, juris-Rn. 17-18, 22-25; EuGH, Urteil vom 23.10.2014 – C-104/13 – *Olainfarm*, juris-Rn. 29; EuGH, Urteil vom 03.12.2015 – C-82/15 P, juris-Rn. 49.
[95] BT-Drucks. 11/4250, 9; BT-Drucks 7/3060, 49; siehe aber Anhang I Teil II Buchst. b) Satz 3 GK.
[96] BVerwG, Urteil vom 14.10.1993 – 3 C 21/91, juris-Rn. 41.

Medizin unterliegen.[97] Diesen würde genügt werden, wenn nicht nur die Ergebnisse und der Ablauf der klinischen Anwendung, sondern auch die Rohdaten in den entsprechenden Studienberichten veröffentlicht werden und somit die Bewertung des Nutzen-Risiko-Verhältnisses durch die Behörde erlauben.[98] Ist dies der Fall, kann auch die ausschließlich dokumentierte klinische Anwendung eines Arzneimittels das im Grundsatz geforderte klinische Studienmaterial ersetzen.[99] Diese Auslegung entspricht zudem der deutschen Rechtsprechung, die Anwendungsbeobachtungen als tauglich einstuft, um im Rahmen einer Zulassung nach § 22 Abs. 3 AMG verwendet werden zu können.[100]

4.3.2.2 Internationale bibliographische Daten und ihre Verwertbarkeit

4.3.2.2.1 Georgien

Das George-Eliava-Institut in Tiflis betreibt seit fast einem Jahrhundert Phagenforschung und -therapie an Patienten. Da Georgien nicht zur EU gehört, kann die Anwendung von Phagenstämmen *in Georgien* nicht die erforderliche allgemein medizinische Anwendung nach Art. 10a GK begründen.

Die bibliographischen Daten aus Georgien könnten aber wiederum ausgewertet werden, soweit sie Wirkstoffe von Phagenarzneimitteln betreffen, die *in der EU* seit 10 Jahren verwendet werden. Es gibt nämlich zahlreiche Veröffentlichungen, klinische Beobachtungen und Fallstudien aus dem George-Eliava-Institut.[101] Die Verwertbarkeit der publizierten Beobachtungen wäre aber auch im Falle einer allgemein

---

[97] Dettling, in: Zuck/Dettling (Hrsg.), Zuck/Dettling 2021, § 22 AMG, Rn. 287, m. w. N.

[98] Dettling, in: Zuck/Dettling (Hrsg.), Zuck/Dettling 2021, § 22 AMG, Rn. 298.

[99] Die Behörde trägt die Darlegungs- und Beweislast dafür, welche Mängel die Anerkennung der bibliographischen Daten im Weg stehen, vgl. VG Köln, Urteil vom 26.01.2016 – 7 K 3354/14, juris-Rn. 91.

[100] BVerwG, Urteil vom 16.10.2008 – 3 C 23/07, juris-Rn. 18; BVerwG, Urteil vom 18.05.2010 – 3 C 25/09, juris-Rn. 21

[101] Zaldastanishvili et al., Viruses 13 (2021).

medizinischen Verwendung der Phagenstämme in der EU in der Regel negativ zu bescheiden, da häufig nur die Ergebnisse der Anwendung zusammengefasst werden.

4.3.2.2.2 Frankreich, Belgien und Polen

Am Centre de Référence des Infections Ostéo-articulaires Complexes in Lyon wurden Patienten im Rahmen eines „*compassionate use*" mit Phagen behandelt,[102] worüber auch eine Beobachtungsstudie publiziert wurde.[103] In Belgien wurde zwischen 2008 und 2022 ebenfalls eine Beobachtungsstudie mit Phagencocktails an 100 Patienten durchgeführt.[104] Für das Arzneimittel *Phagoburn* wurde zwischen 2013 und 2017 in mehreren europäischen Ländern eine klinische Studie durchgeführt. Die Studienergebnisse wurden veröffentlicht.[105] Der Wirksamkeitsnachweis in der Studie verlief jedoch nicht wie erwartet, da die Instabilität des Phagencocktails dazu führte, dass die Patienten mit einer zu geringen Dosis behandelt wurden und zu wenige Patienten rekrutiert werden konnten.[106]

Zumindest die Phagoburn-Studie erfüllt die strengen Anforderungen des EuGH an die bibliographische Zulassung. Ungeachtet der wenig aussagekräftigen Ergebnisse dieser Studie kann jedoch bei den übrigen, auf Einzelfälle, klinische Studien und Anwendungsbeobachtungen beschränkten Anwendungen von Phagentherapeutika nicht von einer „allgemeinen medizinischen Verwendung" des jeweiligen Phagenstamms gesprochen werden.

Insoweit ist der Europäischen Kommission zuzustimmen, dass die Anwendung von Arzneimitteln im Rahmen von individuellen

---

[102] J.-P. Pirnay/Vos/Verbeken, Microbiol. Aust. 40 (2019), 8, 12.
[103] T. Ferry et al., Front Med (Lausanne) 8 (2021), 569159.
[104] J.-P. Pirnay et al., Nat Microbiol 9 (2024), 1434.
[105] Jault et al., Lancet Infect Dis 19 (2019), 35.
[106] Jault et al., Lancet Infect Dis 19 (2019), 35, 42.

Heilversuchen, klinischen Prüfungen oder "compassionate use"-Programmen allein nicht die zehnjährige dokumentierte Anwendung innerhalb der EU rechtfertigen kann, auch wenn die bibliographischen Daten als solche unter Umständen zur Bewertung des Arzneimittels herangezogen werden können.[107]

Anderes könnte für das Ludwik-Hirszfeld-Institut in Wrocław (Breslau) gelten, das seit Jahrzehnten regelmäßig Phagenstämme in individuellen Heilversuchen einsetzt und die Beobachtungen regelmäßig publiziert.[108] Insoweit sind die Aussagen der Leitlinie der Europäischen Kommission unzutreffend, da die Abgabe im Rahmen individueller Heilversuche am Ludwik-Hirszfeld-Institut einen rein rechtlichen Formalismus darstellt, um die Abgabe juristisch zu ermöglichen. Tatsächlich hat sich dort aber eine kontinuierliche, über viele Jahrzehnte etablierte klinische Praxis mit Phagenarzneimitteln entwickelt.

Insgesamt zeigt eine grobe Durchsicht der bisherigen Publikationen jedoch, dass nur in wenigen Fällen die Rohdaten für die jeweilige Anwendung von Phagen publiziert werden. Insofern hat eine bibliographische Zulassung von Phagenarzneimitteln aufgrund der unzureichenden Qualität der Literaturdaten trotz der fast hundertjährigen Anwendungsgeschichte wenig Aussicht auf Erfolg.

Insofern ist den jeweiligen Instituten zu empfehlen, zukünftig die entsprechenden Rohdaten im Rahmen der Anwendung umfassend zu erheben und zusammen mit den Studienergebnissen zu publizieren. Denn eine allgemeine medizinische Verwendung im Sinne des Art. 10a GK ist zumindest für diejenigen Phagenstämme denkbar, die seit mehreren Jahrzehnten in Polen eingesetzt werden und die Daten könnten

---

[107] European Commission, Notice to Applicants – Volume 2A, Procedures for marketing authorisation, Chapter 1, Marketing Authorisation, July 2019 (https://health.ec.europa.eu/document/download/0174e8fd-9224-4a45-bbd1-e071ffbfe972_en), zuletzt abgerufen am 11.03.2025, 37.
[108] Żaczek et al., Front Microbiol 11 (2020), 1056, 10–11.

entsprechend für die bibliographische Zulassung von Phagentherapeutika herangezogen werden.

4.3.3 Biologisches oder chemisches Arzneimittel

Für biologische Arzneimittel sind besondere Zulassungsvoraussetzungen zu erfüllen. Maßgeblich für die Einstufung als biologisches Arzneimittel ist die Legaldefinition[109], wonach ein biologisches Arzneimittel ein Arzneimittel ist, dessen Wirkstoff ein biologischer Stoff ist.

Ein biologischer Stoff ist ein Stoff, der biologischen Ursprungs ist oder aus biologischem Ursprungsmaterial erzeugt wird und zu dessen Charakterisierung und Qualitätsbestimmung physikalische, chemische und biologischer Prüfungen und die Beurteilung des Produktionsprozesses und seiner Kontrolle erforderlich sind.

Entscheidend ist also, aus welchen Ausgangsstoffen der Wirkstoff hergestellt wird und ob diese biologischen Ursprungs sind, z. B. Mikroorganismen oder Zellen.[110]

4.3.3.1 Herstellung durch Vermehrung in bakteriellen Zellen

Werden Phagentherapeutika durch Expression von Bakterien hergestellt und anschließend extrahiert und aufgereinigt, stellen die Bakterienzellen das Ausgangsmaterial dar und sind unzweifelhaft biologischen Ursprungs.[111] Werden Phagentherapeutika in Bakterienzellen

---

[109] Abschnitt 3.2.1.1. Buchst. b) Abs. 3 Satz 1 und 2 Teil I Anhang I GK.
[110] Verbeken et al., Arch Immunol Ther Exp (Warsz) 62 (2014), 117, 118; siehe zu Erwägungen im US-amerikanischen Recht Pacia et al., J Law Biosci 11 (2024), lsad030, 10.
[111] Zweifelhaft Faltus, PharmR 2023, 469, 475; bei Abschnitt 3.2.1.1. Buchst. b) Abs. 3 Satz 3 Teil I Anhang I GK handelt es sich ausschließlich um eine deklaratorische Aufzählung von Regelbeispielen betreffend biologischen Arzneimitteln; konstitutiv ist allein die Definition in Satz 1 und 2.

hergestellt, führt diese Herstellung immer zum Status eines biologischen Arzneimittels.[112]

4.3.3.2 Herstellung durch biologische Synthese

Fraglich ist, ob eine Synthese *in vitro*, also eine Herstellung ohne Verwendung von Zellen,[113] zum gleichen Ergebnis führt.

Ausgangsmaterial sind in diesem Fall nicht bakterielle Zellen, sondern eine aus einer Biobank stammende *Template-DNA* für das Phagengenom sowie einzelne Moleküle, die für die Proteinbiosynthese in Zellen verantwortlich sind, aber aus bakteriellen Zellen extrahiert wurden, um sie stattdessen im Reagenzglas zu verwenden.

Zwar kann genetisches Material heute chemisch synthetisiert werden. Die chemische Synthese von Nukleinsäuren ist jedoch auf kurze Sequenzen beschränkt, so dass die *Template-DNA* eines ganzen Genoms bisher nicht chemisch synthetisiert werden kann.

Die Moleküle für die Proteinbiosynthese werden aus *Escherichia coli*-Bakterien extrahiert und sind somit biologischen Ursprungs.[114] Die chemische Synthese von Phagen-DNA *in vitro* würde daher ohnehin besondere Prüfungen zur Beurteilung des Produktionsprozesses erfordern, weshalb auch bei diesem Verfahren stets ein Status als biologisches Arzneimittel vorliegt.

4.3.4 Genehmigung nach § 4b Abs. 3 AMG

Für eine Genehmigung nach § 4b Abs. 3 AMG im Rahmen der Krankenhausausnahme ist der Umfang des für die Bewertung des Nutzen-

---

[112] Verbeken et al., Arch Immunol Ther Exp (Warsz) 62 (2014), 117, 121.
[113] Vgl. Emslander et al., Cell Chem Biol 29 (2022), 1434-1445.e7; Xu et al., Trends Biotechnol 43 (2025), 248.
[114] Vgl. Rustad et al., J Vis Exp 2017, 9; Emslander et al., Cell Chem Biol 29 (2022), 1434-1445.e7, 1435.

Risiko-Verhältnisses erforderlichen Erkenntnismaterials reduziert. Nach §§ 21a Abs. 3 Satz 1, 4b Abs. 3 Satz 2 AMG müssen nicht zwingend umfangreiche klinische Prüfungen durchlaufen werden.[115] Im Einzelfall kann sogar auf umfangreiche Versuche zu nichtklinischen Daten verzichtet werden.[116]

Für Phagenarzneimittel lässt sich insoweit ableiten, dass deren Funktionalität für eine bestimmte bakterielle Infektion nachgewiesen werden muss und dass der Schaden für den Patienten aufgrund der Beschreibung des Herstellungsverfahrens geringer ist als der zu erwartende Nutzen. Im Gegensatz zu gewöhnlichen Rezepturarzneimitteln muss für patientenindividuelle ATMP gemäß § 4b Abs. 1 Satz 1 Nr. 2 AMG jedoch die Einhaltung der GMP-Anforderungen im Rahmen der Herstellung nachgewiesen werden, wodurch ein besonders hohes Maß an Qualitätssicherheit erreicht werden muss (*infra* 5.2.1).[117]

4.4 Notwendigkeit einer adaptiven Zulassung

Bakterien sind Lebewesen, weshalb sie sich durch Mutationen nicht nur an Antibiotika, sondern auch an Phagen anpassen.[118] Obwohl Phagen keine Lebewesen im biologischen Sinne sind, besitzen sie eine Anpassungsfähigkeit wie Lebewesen und können sich daher im Gegensatz zu Antibiotika an resistente Bakterien anpassen. Dies kann z.B. durch ein Training der Phagen auf die resistenten Bakterien geschehen, was unter

---

[115] Vgl. Pannenbecker, in: Kügel/Müller/Hofmann (Hrsg.), Kügel et al. 2022, § 21a AMG, Rn. 5, 34.
[116] Vgl. BT-Drucks. 16/5443.
[117] BT-Drucks. 16/12256, 43.
[118] McCallin/Oechslin, McCallin et al. 2019, 62f; Brockhurst/Koskella/Q.-G. Zhang, Brockhurst et al. 2021, 235 ff.

Umständen auch einfacher durch eine gentechnische Veränderung möglich wäre.[119]

Phagenarzneimittel müssten jedenfalls regelmäßig an die sich verändernden Bakterien angepasst werden. Die Verwendung eines anderen Serotyps, die Anpassung des Phagen durch Training oder die gentechnische Veränderung des Phagen führt aber auch zu einem neuen Wirkstoff und unter Umständen zu erheblichen Veränderungen im Wirksamkeits- und Risikoprofil des betroffenen Arzneimittels. Eine solche Anpassung des Phagenarzneimittels an resistente Bakterien würde deshalb eine neue arzneimittelrechtliche Zulassung erfordern.[120]

Aufgrund des langwierigen Zulassungsprozesses und der hohen Kosten, die mit einem Zulassungsverfahren für einen neuen Wirkstoff verbunden sind, würde die Entwicklung von Phagentherapeutika für die pharmazeutische Industrie deshalb unattraktiv sein.

Zur Lösung dieses Problems könnte erwogen werden, eine Ausnahme - wie bei Impfstoffen - einzuführen, vgl. Art. 2 Nr. 4 i. V. mit Anhang I Nr. 1 Buchst. c) sowie Art. 12 Abs. 1, 13f Abs. 1, 18 Abs. 1, 21 Abs. 1 VO (EG) Nr. 1234/2008. Eine solche Ausnahme könnte gemäß Art. 23b Abs. 2a, 23 Abs. 1, 121a Abs. 1 und 6 GK unter vereinfachten verfahrensrechtlichen Voraussetzungen durch den Erlass eines delegierten Rechtsaktes der Europäischen Kommission eingeführt werden.

---

[119] Vgl. McCallin/Oechslin, McCallin et al. 2019, 77ff; Brockhurst/Koskella/Q.-G. Zhang, Brockhurst et al. 2021, 243–244.
[120] Art. 19, 13c Abs. 5, 2 Nr. 4, Anhang I Nr. 1 VO (EG) Nr. 1234/2008 bzw. § 29 Abs. 3 Satz 1 Nr. 1 Var. 1 AMG.

5 Herstellung

5.1 Verbot der Herstellung qualitativ minderwertiger Arzneimittel

Unabhängig davon, ob die Herstellung gewerblich in der Apotheke oder industriell erfolgt, verbietet § 8 Abs. 1 Nr. 1 AMG die Herstellung und das Inverkehrbringen von Arzneimitteln und Wirkstoffen, die durch Abweichung von den anerkannten pharmazeutischen Regeln in ihrer Qualität[121] nicht unerheblich gemindert sind.

Anerkannte pharmazeutische Regeln sind in erster Linie die Bestimmungen der Arzneibücher, wobei fehlende Monographien durch den internationalen allgemeinen Stand der pharmazeutischen Wissenschaft ersetzt werden können.[122] Ist darüber hinaus die AMWHV anwendbar, so werden die anerkannten pharmazeutischen Regeln zusätzlich im Lichte der GMP ausgelegt, deren Missachtung dann nach §§ 95 Abs. 1 Nr. 3a, 8 Abs. 1 Nr. 1 AMG grundsätzlich strafbewehrt ist.[123]

Sollten für Phagentherapeutika bislang keine spezifischen Monographien und GMP-Leitlinien existieren, ist dies insoweit unschädlich. Die Vorschrift stellt nämlich kein Verbot der Herstellung neuartiger Wirkstoffe oder Arzneimittel dar. Vielmehr sind die allgemeinen Monographien und Leitlinien sowie internationale Herstellungsvorschriften ergänzend heranzuziehen. Insbesondere die Phagoburn-Studie zeigt, dass

---

[121] Qualität ist die Beschaffenheit eines Arzneimittels, die nach Identität, Gehalt, Reinheit, sonstigen chemischen, physikalischen, biologischen Eigenschaften oder durch das Herstellungsverfahren bestimmt wird, vgl. § 4 Abs. 15 AMG.
[122] Nickel, in: Kügel/Müller/Hofmann (Hrsg.), Kügel et al. 2022, § 8 AMG, Rn. 8.
[123] Vgl. Ufer, in: Saliger/Tsambikakis (Hrsg.), Saliger/Tsambikakis 2022, 767–768.

die Herstellung von Phagen unter GMP-Standards möglich ist und von den Behörden entsprechend erwartet wird.[124]

5.2 Industrielle und gewerbliche Herstellung

Die gewerbs- oder berufsmäßige Herstellung von Arzneimitteln oder bestimmten Wirkstoffen bedarf der Erlaubnis der zuständigen Behörde des Landes, in dem sich die Herstellungsstätte befindet.[125] Handelt es sich um GVO- oder ATMP- Phagen, ergeht die Entscheidung im Benehmen mit der zuständigen Bundesoberbehörde.[126]

Die Vermehrung von Phagen stellt eine Herstellung von Wirkstoffen mikrobiellen Ursprungs dar, so dass deren gewerbsmäßige oder berufsmäßige Herstellung grundsätzlich einer Herstellungserlaubnis bedarf und die AMWHV nach § 1 Abs. 1 Satz 1 Nr. 1 und 2 AMWHV anwendbar ist.[127]

Zur Auslegung der GMP-Grundsätze sind die entsprechenden Bestimmungen des EU-GMP-Leitfadens heranzuziehen.[128] Für ATMP-Phagenarzneimittel gelten ausschließlich Teil IV des EU-GMP-Leitfadens sowie Empfehlungen des PEI.[129] Die Herstellung und Prüfung muss nicht nur den GMP-Anforderungen genügen, sondern allgemein nach den anerkannten pharmazeutischen Regeln erfolgen.[130] Denn nach § 55 Abs. 8 Satz 1 AMG dürfen zur Herstellung von

---

[124] European Commission, Evaluation of phage therapy for the treatment of Escherichia coli and Pseudomonas aeruginosa burn wound infections (Phase I-II clinical trial) (https://cordis.europa.eu/project/id/601857/reporting), zuletzt abgerufen am 11.03.2025.
[125] §§ 13 Abs. 1 Satz 1 Nr. 1, Abs. 4 Satz 1, 20a AMG.
[126] §§ 13 Abs. 4 Satz 2 Var. 6, 77 AMG.
[127] Faltus, PharmR 2023, 679, 680–681.
[128] §§ 3 Abs. 2 Satz 1 bis 3, 2 Nr. 3 AMWHV.
[129] § 3 Abs. 2 Satz 4 und 6 AMWHV.
[130] §§ 13 Abs. 1 Satz 2, 14 Abs. 1 Satz 2, 22 Abs. 1, 23 Abs. 1 Satz 1 AMWHV.

Arzneimitteln nur Stoffe verwendet werden, die den anerkannten pharmazeutischen Regeln entsprechen, womit zuvörderst die Vorschriften
der Arzneibücher nach § 55 Abs. 1 Satz 1 AMG gemeint sind. Insoweit
sind die allgemeinen Anforderungen des EU-GMP-Leitfadens und der
Arzneibücher für die Herstellung und Prüfung von Phagenarzneimitteln maßgeblich.

Soweit Regelungslücken bestehen oder im Ausland sachgerechtere Regelungen auffindbar sind, können aber ergänzend internationale Monographien oder Herstellungsvorschriften herangezogen werden.

5.2.1 Gute Herstellungspraxis (GMP)

Es gelten zunächst die allgemeinen Anforderungen an Personal, Räum-
lichkeiten, Qualitätssicherungssystem etc., die in Teil I und II des EU-
GMP-Leitfadens festgelegt sind, wie sie für alle Arzneimittel und Wirkstoffe gelten. Phagentherapeutika sind darüber hinaus antiinfektiöse
und biologische Produkte, die aufgereinigt werden müssen. Insoweit
kann auch hier auf die allgemeinen Ausführungen des GMP-Leitfadens
zurückgegriffen werden, ohne dass spezielle Leitlinien für Phagentherapeutika erlassen werden müssen.

Da es sich bei Phagentherapeutika um biologische Arzneimittel handelt,
ist z.B. Anhang 2[131] des EU-GMP-Leitfadens anwendbar. Sofern keine
biologische Synthese *in vitro*, sondern eine Herstellung der Phagen in
Bakterienzellen erfolgt, sind die entsprechenden Regelungen zum Auf-
bau einer Zellbank in Anhang 2 des EU-GMP-Leitfadens heranzuziehen.
Die Herstellung von Phagen durch Bakterien muss teilweise aspetisch

---

[131] European Commission, Annex 2, Manufacture of Biological active substances and
Medicinal Products for Human Use (https://health.ec.europa.eu/document/down-
load/380fdf24-8a1e-4f65-809b-e08d990d5f9e_en?filename=2018_annex2_en.pdf),
zuletzt abgerufen am 11.03.2025.

erfolgen.[132] Insoweit können hier die allgemeinen GMP-Anforderungen zu sterilen Produkten herangezogen werden. Anhang 1 sieht z.b. besondere Anforderungen an die Reinraumqualität vor und schlägt Verfahren für eine aseptische Herstellung vor.[133]

Dennoch kann es in der Praxis zu Unsicherheiten bei der Auslegung der allgemeinen Grundsätze kommen,[134] weshalb die Europäische Arzneimittelagentur beabsichtigt, in Zukunft spezifische Leitlinien zu veröffentlichen, die die spezifischen Anforderungen für Phagentherapeutika konkretisieren sollen.[135] Für Tierarzneimittel wurde eine solche Guideline bereits veröffentlicht.[136] Die angekündigte Leitlinie für Phagentherapeutika als Humanarzneimittel soll in Übereinstimmung mit der Guideline für Tierarzneimittel entwickelt werden. Insofern ist eine Orientierung an den Standards der Leitlinie für Phagentherapeutika als Tierarzneimittel zu erwägen.

---

[132] Vgl. Regulski/Champion-Arnaud/Gabard, Regulski et al. 2021, 711-712.

[133] European Commission, Annex 1 – Manufacture of Sterile Medicinal Products (https://health.ec.europa.eu/document/download/e05af55b-38e9-42bf-8495-194bbf0b9262_en?filename=20220825_gmp-an1_en_0.pdf), zuletzt abgerufen am 11.03.2025, 44.

[134] Zu den konkreten technischen Möglichkeiten und Herausforderungen siehe Regulski/Champion-Arnaud/Gabard, Regulski et al. 2021, 706-722.

[135] European Medicines Agency, Concept paper on the establishment of a Guideline on the development and manufacture of human medicinal products specifically designed for phage therapy, EMA/CHMP/BWP/486838/2023, (https://www.ema.europa.eu/en/documents/scientific-guideline/concept-paper-establishment-guideline-development-manufacture-human-medicinal-products-specifically-designed-phage-therapy_en.pdf), zuletzt abgerufen am 11.03.2025.

[136] European Medicines Agency, Guideline on quality, safety and efficacy of veterinary medicinal products specifically designed for phage therapy, EMA/CVMP/NTWP/32862/2022, (https://www.ema.europa.eu/en/documents/scientific-guideline/guideline-quality-safety-and-efficacy-veterinary-medicinal-products-specifically-designed-phage-therapy_en.pdf), zuletzt abgerufen am 11.03.2025.

5.2.2 Arzneibuch

Die Anforderungen an die Herstellung und Prüfung nach den allgemein anerkannten pharmazeutischen Regeln, d.h. den Arzneibüchern, sind dieselben wie bei der Herstellung in der Apotheke (*infra* 5.3).

5.3 Herstellung im Apothekenbetrieb

Apotheken benötigen für die Herstellung von Phagenarzneimitteln im Rahmen des üblichen Apothekenbetriebs[137] keine Herstellungserlaubnis.[138]

Handelt es sich um ATMP-Phagen, entfällt diese Privilegierung nach § 13 Abs. 2a Satz 1 Var. 6 AMG. Apotheken benötigen für die Herstellung von ATMP-Phagen deshalb immer eine Herstellungserlaubnis.[139] Die GMP-Anforderungen gelten für Apotheken nur insoweit, als sie eine Herstellungserlaubnis benötigen. Das bedeutet, dass für industriell hergestellte Phagentherapeutika und ATMP-Phagen die GMP-Standards auch in der Apotheke gelten (*supra* 5.2.1).[140]

Unabhängig davon, ob es sich um die Herstellung von Defektur- oder Rezepturarzneimitteln im Sinne der §§ 7, 8 ApoBetrO handelt, sind bei der Herstellung und Prüfung die anerkannten pharmazeutischen Regeln einzuhalten.[141] Dies bedeutet insbesondere, dass die verwendeten Ausgangsstoffe den Anforderungen des Arzneibuches entsprechen

---

[137] „Im Rahmen des üblichen Apothekenbetriebs" meint an dieser Stelle, dass keine industrielle Herstellung stattfinden darf und die Arzneimittel für den Endverbraucher hergestellt werden, vgl. Zuck/Dettling (Hrsg.), Zuck/Dettling 2021, § 13 AMG, Rn. 454.
[138] § 13 Abs. 2 Nr. 1 AMG.
[139] § 13 Abs. 2a Satz 1 Var. 6 AMG.
[140] § 1 Abs. 2 Nr. 1 AMWHV i. V. mit § 13 Abs. 2a Satz 1 Var. 6 AMG.
[141] § 6 Abs. 1 Satz 2 ApoBetrO.

müssen, bei mangelhafter Ausführung aber auch andere Standards herangezogen werden können.[142]

Dabei ist eine Abstufung vorzunehmen. Zunächst sind die Regeln des Europäischen und des Deutschen Arzneibuchs heranzuziehen, danach können die Arzneibücher der EU-Mitgliedstaaten herangezogen werden.[143] Wenn darüber hinaus Regelungslücken bestehen oder bessere, neuere Erkenntnisse über die Herstellung vorliegen, können Standards aus Drittstaaten außerhalb der EU entsprechend angewendet werden.[144]

Das European Directorate for the Quality of Medicines & Healthcare (EDQM) hat Ende 2024 eine erste Monographie des Europäischen Arzneibuchs zu Phagenarzneimitteln veröffentlicht, die Anforderungen an die zu verwendenden Zellbänke und Aufreinigungsverfahren enthält.[145] Diese ersten allgemeinen Anforderungen müssen in Zukunft noch ergänzt werden und weisen dementsprechend Regelungslücken auf, z.B. wird die biologische Synthese von Phagen überhaupt nicht erwähnt.

Die Synthese von Wildtypphagen als Rezepturarzneimittel wurde in Belgien bereits seit geraumer Zeit, lange vor der Einführung des ersten Entwurfs des EDQM, durchgeführt.[146] Das war jedoch erst möglich, nachdem ein Arzneibuchentwurf der Federal Agency for Medicines and Health Products und Belgian Scientific Institute of Public Health sowie Experten des Queen Astrid Militärhospizes erarbeitet und

---

[142] Dettling/Köbler, in: Zuck/Dettling (Hrsg.), Zuck/Dettling 2021, § 13 AMG, Rn. 451.
[143] Blattner, in: Kügel/Müller/Hofmann (Hrsg.), Kügel et al. 2022, § 55 AMG, Rn. 45-47.
[144] Blattner, in: Kügel/Müller/Hofmann (Hrsg.), Kügel et al. 2022, § 55 AMG, Rn. 45-47.
[145] Council of Europe, European Pharmacopoeia – Phage therapy medicinal products (https://www.edqm.eu/documents/52006/277566/European%20Pharmacopoeia%20-%20Phage%20therapy%20medicinal%20products%20%285.31%29.pdf/d9da2e01-e002-32c9-b2eb-8a9360439c05?t=1727862827906), zuletzt abgerufen am 11.03.2025.
[146] M. Merabishvili et al., Merabishvili et al. 2019, 7.

veröffentlicht wurde, der beschreibt, wie aktive pharmazeutische Phagenbestandteile von Lieferanten durch Apotheker getestet werden müssen.[147] Insoweit können noch bestehende Regelungslücken, z.b. die Aufreinigung (zur Entfernung von Endotoxinen) und Tests zur Identitätsfeststellung der Phagen,[148] ergänzend nach dem Belgischen Arzneibuch durchgeführt werden.

Das Europäische Arzneibuch enthält zwar allgemeine Bestimmungen zur Eignung, Identitätsfeststellung und Purifikation von Stoffen. Aufgrund der spezifischen Anpassung hinsichtlich biologisch synthetisierter Phagen können jedoch stattdessen die belgischen Vorschriften herangezogen werden, da sie spezifischer sind und damit eher dem Stand von Wissenschaft und Technik entsprechen.

Nur wenn darüber hinaus Regelungslücken bestehen, können die Herstellungsstandards aus Georgien hernagezogen werden.

5.4 Genehmigung von gentechnischen Arbeiten

Die Herstellung von GVO-Phagen – unabhängig davon, ob sie in einer industriellen Anlage oder in einer Apotheke stattfindet – stellt eine gentechnische Arbeit dar, die ausschließlich in gentechnischen Anlagen durchgeführt werden darf.[149]

Bei der Herstellung von GVO-Viren, die als Arzneimittel verwendet werden sollen, handelt es sich nach bisherigen Erfahrungen um gentechnische Arbeiten der Sicherheitsstufe 1 bis 2,[150] so dass lediglich eine reine Anzeige- bzw. Anmeldepflicht nach § 8 Abs. 2 Satz 2 GenTG bei der

---

[147] J.-P. Pirnay/Vos/Verbeken, Microbiol. Aust. 40 (2019), 8, 13.
[148] M. Merabishvili et al., Merabishvili et al. 2019, 8.
[149] §§ 8 Abs. 1 Satz 1, 3 Nr. 2 und 4, 2 Abs. 1 Nr. 1 und 2 GenTG.
[150] Vgl. VG Frankfurt am Main, Urteil vom 11.05.2011 – 8 K 2233/08, juris-Rn. 25.

zuständigen Landesbehörde[151] besteht.[152] Eine Genehmigung der Herstellung von GVO-Phagen durch die Landesbehörden im Sinne des GenTG ist dagegen nicht erforderlich.

---

[151] §§ 8 Abs. 2 Satz 2, 31 Satz 1 GenTG.

[152] Die Herstellung von GVO-Phagen kann bei einer reinen Anzeigepflicht (Sicherheitsstufe 1) unmittelbar nach der Anzeige bei der Landesbehörde beginnen, während bei der Anmeldung (Sicherheitsstufe 2) die Herstellung frühestens 45 Tage nach Antragsstellung gem. § 12 Abs. 5 Satz 1 GenTG beginnen darf, soweit keine Zustimmung durch die zuständige Landesbehörde erfolgt.

6 Erstattung

Versicherte der GKV haben einen Anspruch auf Versorgung mit Phagenarzneimitteln, soweit eine Anspruchsgrundlage besteht und den Krankenkassen als Leistungsträgern kein Ermessen bei der Wahl der Therapie eingeräumt ist; vgl. §§ 38, 39 Abs. 1 SGB I.

Aufgrund des Arztvorbehalts in § 15 Abs. 1 SGB V konkretisiert der Vertragsarzt den Leistungsanspruch des Versicherten im Rahmen der ärztlichen Behandlung.[153] Zur ärztlichen Behandlung gehört auch die Verordnung von Arzneimitteln.[154] Die Verordnung von Phagenarzneimitteln obliegt damit dem Vertragsarzt und nicht der Krankenkasse.

Der Arztvorbehalt ist aber nicht grenzenlos. Der Vertragsarzt ist in seiner Auswahlentscheidung nur frei, soweit keine gesetzlichen Leistungsausschlüsse bestehen, die zum Teil durch die Organe der Selbstverwaltung im deutschen Gesundheitswesen konkretisiert werden können.[155]

Insbesondere steht das Leistungsrecht der GKV unter dem Vorbehalt, dass die Vorschriften des Leistungserbringerrechts eingehalten werden müssen.[156] Das heißt, wenn eine Leistung nicht abrechnungsfähig ist, ist sie vom Leistungsanspruch nicht umfasst und die Versicherten können sie nicht beanspruchen.[157]

Für die Frage, ob und wie Phagenarzneimittel im Rahmen der GKV als Sachleistung erbracht werden können, ist somit neben der ärztlichen

---

[153] BSG, Urteil vom 16.12.1993 – 4 RK 5/92, BSGE 73, 271-292, juris-Rn. 32-33 = NZS 1994, 507, 508-509.
[154] Grötschel, in: Bergmann et al. (Hrsg.), Bergmann et al. 2024, 1212.
[155] Grötschel, in: Bergmann et al. (Hrsg.), Bergmann et al. 2024, 1212.
[156] Heinz, in: Schlegel/Voelzke/Engelmann (Hrsg.), Schlegel et al. 2020, § 12 SGB V, Rn. 146-147; Becker, in: Becker/Kingreen (Hrsg.), Becker/Kingreen 2024, § 39 SGB V, Rn. 27; Nitz, Nitz 2024, 259 ff.
[157] Vgl. BSG, Urteil vom 16.09.1997 – 1 RK 28/95, BSGE 81, 54-73, juris-Rn. 24.

© Der/die Autor(en), exklusiv lizenziert an
Springer Fachmedien Wiesbaden GmbH, ein Teil von Springer Nature 2025
L. Pietrek, *Phagentherapeutika*, BestMasters,
https://doi.org/10.1007/978-3-658-49489-6_6

Verordnung entscheidend, welche Anspruchsvoraussetzungen erfüllt sein müssen, ob Leistungsausschlüsse entgegenstehen und welche Grenzen das Leistungserbringerrecht vorsieht.

6.1 Leistungsrecht

6.1.1 Ambulante Versorgung

Versicherte haben im Rahmen der ambulanten Versorgung einen Anspruch auf Versorgung mit apothekenpflichtigen Arzneimitteln gemäß §§ 31 Abs. 1 Satz 1, 27 Abs. 1 Satz 2 Nr. 3 Var. 1, 11 Abs. 1 Nr. 4 SGB V, um Krankheitsbeschwerden zu lindern, Krankheiten zu heilen, zu lindern oder ihre Verschlimmerung zu verhüten. Bakterielle Infektionen erfüllen unstreitig den Krankheitsbegriff des SGB V, so dass ein Versicherungsfall vorliegt.

6.1.1.1 Verschreibungspflicht

Das Leistungsrecht der GKV umfasst nur verschreibungspflichtige Arzneimittel.[158]

Arzneimittel, die vom Bundesministerium für Gesundheit in die Arzneimittelverschreibungsverordnung (AMVV) aufgenommen werden, unterliegen der Verschreibungspflicht nach § 48 Abs. 1 Satz 1 Nr. 1 und Satz 3 AMG. Umgekehrt sind Arzneimittel, die nicht in die AMVV aufgenommen werden, grundsätzlich nicht verschreibungspflichtig.

Eine Ausnahme gilt für Arzneimittel, die im Rahmen des zentralisierten Zulassungsverfahrens zugelassen wurden. In diesem Fall entscheidet die Europäische Kommission gemäß Art. 13 Abs. 1 Satz 2, 14 Abs. 10 VO (EG) Nr. 726/2004 i. V. m. Art. 70 Abs. 1 GK auf der Grundlage eines

---

[158] § 34 Abs. 1 Satz 1 SGB V.

Gutachtens des CHMP über die Verschreibungspflicht. Phagenarzneimittel sind in Deutschland bzw. der EU bisher nicht zugelassen, so dass
§ 1 i. V. mit Anlage 1 AMVV keinen entsprechenden Eintrag enthält und
auch die Europäische Kommission bisher nicht über die Verschreibungspflicht eines Phagenarzneimittels entscheiden konnte.

6.1.1.1.1 Allgemeine Bekanntheit in der medizinischen Wissenschaft

Die Verschreibungspflicht kann sich aber auch unmittelbar aus dem Gesetz ergeben.

§ 48 Abs. 1 Satz 1 Nr. 2 Buchst. a) AMG bestimmt, dass alle Arzneimittel,
die Stoffe enthalten, deren Wirkung in der medizinischen Wissenschaft
nicht allgemein bekannt sind, *ipso iure*[159] der ärztlichen Verschreibungspflicht unterliegen.

Es ist daher fraglich, ob eine Verschreibungspflicht für Phagentherapeutika bereits deshalb besteht, weil ihre Wirkung in der medizinischen Wissenschaft nicht allgemein anerkannt sein könnte. Nach der
Intention des Gesetzgebers sollen damit alle neuen Stoffe unmittelbar
nach ihrer Erstzulassung der Verschreibungspflicht unterliegen.[160]

Dies würde bedeuten, dass erst recht alle Arzneimittel ohne Erstzulassung unter den Tatbestand fallen müssten. Zunächst ist jedoch auf den
Wortlaut der Vorschrift abzustellen, der allein auf die Wirkung des Arzneimittels und nicht auf dessen Zulassung abstellt.

6.1.1.1.2 Designerphagen, Phagencocktails und Phagenstämme

Designerphagen sind immer verschreibungspflichtig, da sich diese Arzneimittel noch in der Entwicklung befinden und daher noch keine medizinischen Erfahrungen in der klinischen Praxis gesammelt werden

---

[159] Hofmann, in: Kügel/Müller/Hofmann (Hrsg.), Kügel et al. 2022, § 48 AMG, Rn. 20.
[160] BT-Drucks. 16/12256, 52.

konnten. Insoweit ist dem Gesetzgeber zuzustimmen, dass die fehlende Zulassung zumindest bei neuartigen Arzneimitteln ein Indiz dafür ist, dass die Wirkung eines Arzneimittels in der medizinischen Wissenschaft nicht allgemein bekannt ist.

Demgegenüber gibt es Wildtypphagen, die bereits zu Beginn des 20. Jahrhunderts, als das Erfordernis einer Arzneimittelzulassung noch nicht bestand,[161] zu therapeutischen Zwecken verwendet wurden oder die im Ausland seit Jahrzehnten bis heute regelmäßig angewendet werden, ohne dass eine Arzneimittelzulassung vorliegt.

In diesen Fällen erscheint die Auslegung des Gesetzgebers zu pauschal, da über einen längeren Zeitraum tatsächlich klinische Erfahrungen innerhalb der medizinischen Wissenschaft gesammelt werden konnten.

Bei Wildtypphagen ist zwischen Phagencocktails und einzelnen Phagenstämmen zu unterscheiden. Nach § 48 Abs. 1 Satz 1 Nr. 2 Buchst. c) AMG unterliegen auch neue Zubereitungen aus bereits bekannten Stoffen der Verschreibungspflicht. Phagencocktails, die aus bereits bekannten Phagenstämmen bestehen, unterliegen daher immer der Verschreibungspflicht, sofern die Wirkung des Phagencocktails als solchem in der medizinischen Wissenschaft noch nicht allgemein bekannt ist oder der Phagencocktail apothekenpflichtig[162] wäre. Auf die Bekanntheit der Wirkung einzelner Phagenstämme kommt es insoweit nicht an.

Bei Arzneimitteln, die nur einen Phagenstamm enthalten, und bei Phagencocktails, die bereits als solche eingesetzt wurden, ist jedoch tatsächlich im Einzelfall zu prüfen, ob deren Wirkung in der medizinischen Wissenschaft bekannt ist.

---

[161] Dieners/Heil, in: Dieners/Reese (Hrsg.), Dieners/Reese 2010, § 1, Rn. 8.
[162] Arzneimittel sind nach § 43 Abs. 1 Satz 1 AMG grundsätzlich stets apothekenpflichtig, weshalb Phagencocktails als Zubereitung bereits nach § 48 Abs. Abs. 1 Satz 1 Nr. 2 Buchst. c) Buchst. bb) AMG grundsätzlich verschreibungspflichtig sind.

Bei der Beurteilung, ob die Wirkung von Arzneimitteln in der medizinischen Wissenschaft bekannt ist, wird der internationale Stand der wissenschaftlichen Erkenntnisse zugrunde gelegt und nicht ausschließlich ein deutscher oder unionsweiter Standard.[163]

6.1.1.1.3 Historische und gegenwärtige Anwendungen von Phagen

In diesem Zusammenhang ist darauf hinzuweisen, dass Phagenarzneimittel, die zu Beginn des 20. Jahrhunderts eingesetzt wurden, damals kein Zulassungsverfahren durchlaufen mussten.[164]

Eine umfassende Bewertung der pharmakologischen und toxikologischen Wirkungen dieser Arzneimittel im Rahmen randomisierter kontrollierter klinischer Studien fand daher nicht statt. Insofern ist der damalige Stand der medizinischen Wissenschaft nicht auf die Maßstäbe des heutigen Arzneimittelrechts übertragbar und kann einen Ausschluss von der Verschreibungspflicht *prima facie* nicht rechtfertigen. Denn das Arzneimittelrecht ist auch Gefahrenabwehrrecht und die Verschreibungspflicht dient in erster Linie der Abwehr von Gefahren durch unsachgemäße Selbstmedikation mit Arzneimitteln.[165]

Auch die Apothekenpflicht eines Arzneimittels dient zwar der Gefahrenabwehr und stellt einen verhältnismäßig geringeren Eingriff in die betroffenen Grundrechte der Hersteller dar. Eine ausschließliche Apothekenpflicht für noch nicht oder erstmals zugelassene Phagenarzneimittel aufgrund veralteter Anwendungsbeobachtungen erscheint jedoch im Lichte des Gesundheitsschutzes unzureichend.

Denn diese Anwendungsbeobachtungen wurden nach einem veralteten Evidenzstandard durchgeführt, weshalb die Entscheidung über die

---

[163] Hofmann, in: Kügel/Müller/Hofmann (Hrsg.), Kügel et al. 2022, § 48 AMG, Rn. 35.
[164] Erst durch den Contergan-Skandal wurde 1976 eine umfassende materielle Prüfung von Arzneimitteln eingeführt, vgl. Dieners/Heil, in: Dieners/Reese/Anhalt (Hrsg.), Dieners et al. 2010, § 1, Rn. 19-24.
[165] Hofmann, in: Kügel/Müller/Hofmann (Hrsg.), Kügel et al. 2022, § 48 AMG, Rn. 9.

Medikation von einem Arzt getroffen werden sollte, der allein in der Lage ist, die Geeignetheit der Therapie nach heutigen Maßstäben adäquat zu beurteilen. So ist die Wirkung von Phagen aus den Anfängen des 20. Jahrhunderts als nicht allgemein in der medizinischen Wissenschaft bekannt im Sinne des § 48 Abs. 1 Satz 1 Nr. 2 Buchst. a) AMG anzusehen.

Phagenarzneimittel, die heute im Ausland regelmäßig eingesetzt werden, haben jedoch unter Umständen ein Zulassungsverfahren in anderen Jurisdiktionen durchlaufen oder es konnte sich ein wissenschaftlichen Konsens über deren Wirkung innerhalb einer ausländischen Fachgesellschaft bilden. Maßgeblich ist nicht allein der deutsche oder unionsweite Stand der medizinischen Wissenschaft, weshalb eine Anerkennung ausländischer Standards denkbar wäre.

Umgekehrt gilt aber auch, dass der internationale Stand der Erkenntnisse nicht einseitig von einzelnen ausländischen Ärzten bzw. deren Fachgesellschaften oder Zulassungsbehörden bestimmt werden kann. Erforderlich ist daher ein über die singuläre Zulassung und Anwendung eines Phagenarzneimittels im Ausland hinausgehender Konsens („*allgemein* anerkannt") der internationalen medizinischen Fachwelt über die Wirkungen des betreffenden Phagenarzneimittels.

Da Phagentherapeutika in der Patientenversorgung außerhalb Osteuropas bis auf wenige individuelle Heilversuche und klinische Studien bisher eine geringe Rolle gespielt haben (*supra* 4.3.2.2), kann von einem solchen Konsens der internationalen Fachwelt nicht ausgegangen werden. Die Wirkung von Wildtypphagen ist daher in der medizinischen Wissenschaft noch nicht allgemein bekannt. Wildtypphagen sind daher ebenfalls stets verschreibungspflichtig.

6.1.1.2 Apothekenpflicht

Nach § 43 Abs. 1 Satz 1 Halbsatz 1 AMG sind alle Arzneimittel apothekenpflichtig, soweit sie nicht ausnahmsweise durch Gesetz oder Rechtsverordnung ausgeschlossen sind.

Ein solcher Ausschluss durch Gesetz oder Rechtsverordnung ist jedoch aufgrund der umfassenden Verschreibungspflicht von Phagenarzneimitteln (*supra* 6.1.1.1) gemäß §§ 44 Abs. 3, 45 Abs. 1 Nr. 1 AMG nicht möglich. Phagentherapeutika sind daher stets apothekenpflichtige Arzneimittel.

6.1.1.3 Ausschluss bei Mund- und Rachentherapeutika

Versicherte, die das 18. Lebensjahr vollendet haben, haben nach § 34 Abs. 1 Satz 6 Nr. 2 SGB V keinen Anspruch auf Versorgung mit Mund- und Rachentherapeutika. Bakterielle Infektionen im Mund- und Rachenraum können jedoch mit Phagentherapeutika behandelt werden.[166] In diesem Fall würde für volljährige Patienten ein Leistungsausschluss von Phagenarzneimitteln vorliegen.

Dies ist insoweit problematisch, als Infektionen mit AMR-Bakterien lebensbedrohlich sein können. Sinn und Zweck der Norm ist jedoch der Ausschluss von Bagatellarzneimitteln, weshalb bereits in der Vergangenheit Ausnahmen vom Leistungsausschluss begründet wurden.

So sind beispielsweise Abführmittel bei schweren Erkrankungen der Darmmotorik nicht vom Ausschluss nach § 34 Abs. 1 Satz 6 Nr. 3 SGB V erfasst.[167] Für Mund- und Rachentherapeutika hat der Gemeinsame Bundesausschuss (G-BA) nach § 13 Abs. 1 Nr. 2 Arzneimittel-Richtlinie[168] (AM-RL) darüber hinaus die Erstattungsfähigkeit bei geschwürigen Erkrankungen der Mundhöhle und nach operativen Eingriffen im

---

[166] König/Sauter, König et al. 2023, 53.
[167] Axer, in: Becker/Kingreen (Hrsg.), Becker/Kingreen 2024, § 34 SGB V, Rn. 16.
[168] Gemeinsamer Bundesausschuss, Richtlinie des Gemeinsamen Bundesausschusses über die Verordnung von Arzneimitteln in der vertragsärztlichen Versorgung (Arzneimittel-Richtlinie/AM-RL) in der Fassung vom 18. Dezember 2008/22. Januar 2009, veröffentlicht im Bundesanzeiger Nr. 49a (Beilage) vom 31. März 2009, zuletzt geändert am 19. Dezember 2024, veröffentlicht im Bundesanzeiger BAnz AT 11.02.2025 B3, (https://www.g-ba.de/downloads/62-492-3730/AM-RL-2024-12-19_iK-2025-02-12_AT-11-02-2025-B3.pdf), zuletzt abgerufen am 11.03.2025.

Hals-, Nasen- und Ohrenbereich festgelegt. Lebensbedrohliche Infektionen mit AMR-Bakterien werden von der AM-RL nicht erfasst.

Ein Leistungsausschluss bei lebensbedrohlichen Erkrankungen ist im
Lichte der Schutzpflichten gemäß Art. 2 Abs. 2 Satz 1 GG und der Rechtsprechung des Bundesverfassungsgerichts (BVerfG) (*infra* 6.2.2) aber
grundsätzlich als unverhältnismäßig anzusehen.[169]

Der überschießende Wortlaut des § 34 Abs. 1 Satz 6 Nr. 2 SGB V ist daher verfassungskonform auszulegen und teleologisch dahingehend zu
reduzieren, dass Phagenarzneimittel im Mund- und Rachenraum nur
bei Bagatellerkrankungen aus dem Leistungskatalog der GKV ausgeschlossen sind. Handelt es sich jedoch um eine lebensbedrohliche Infektion mit AMR-Bakterien, ist der Ausschluss nach § 34 Abs. 1 Satz 6
Nr. 2 SGB V unwirksam.

Im ambulanten Bereich sind damit die Grundvoraussetzungen für einen
Anspruch nach §§ 31 Abs. 1 Satz 1, 27 Abs. 1 Satz 2 Nr. 3 Var. 1, 11 Abs.
1 Nr. 4 SGB V regelmäßig erfüllt.

6.1.2 Stationäre Versorgung

Im stationären Bereich haben Versicherte einen Anspruch auf Versorgung mit Arzneimitteln gemäß §§ 31 Abs. 1 Satz 1, 39 Abs. 1 Satz 3 Var.
3, 27 Abs. 1 Satz 2 Nr. 5, 11 Abs. 1 Nr. 4 SGB V im Rahmen einer Krankenhausbehandlung. Es gelten die gleichen Maßstäbe wie im ambulanten Bereich (*supra* 6.1.1).,[170] so dass die Grundvoraussetzungen für die
Erstattungsfähigkeit von Phagenarzneimitteln auch innerhalb der stationären Versorgung gegeben sind.

---

[169] Vgl. BverfG, Beschluss vom 08.04.2014 – 1 BvR 2933/13, Rn. 16 = NZS 2014, 539,
540.
[170] BSG, Urteil vom 13.12.2016 - B 1 KR 1/16 R, juris-Rn. 25-26.

Hinzu kommt lediglich, dass die stationäre Krankenhausbehandlung für den Versicherten notwendig sein muss.[171] Darüber hinaus muss das jeweilige Krankenhaus nach § 108 SGB V zugelassen sein, da die Versorgung mit Phagenarzneimitteln vom Versorgungsauftrag des jeweiligen Krankenhauses nach §§ 108, 39 Abs. 1 Satz 3 SGB V umfasst sein muss.[172] Der Versorgungsauftrag ergibt sich grundsätzlich aus dem Versorgungsvertrag zwischen dem jeweiligen Krankenhaus und den Landesverbänden der Krankenkassen bzw. den Ersatzkassen; vgl. §§ 109 Abs. 4 Satz 1 und Abs. 1 Satz 1 Halbsatz 1, 108 Nr. 3 SGB V.[173] Voraussetzung ist also, dass nach dem Versorgungsauftrag des Krankenhauses Betten für eine medizinische Fachrichtung vorgesehen sind, die der Indikation des jeweiligen Phagenarzneimittels entspricht.[174]

6.2 Qualitäts- und Wirtschaftlichkeitsgebot

Das Leistungsrecht des SGB V steht unter dem Vorbehalt des Wirtschaftlichkeits- und Qualitätsgebots nach §§ 2 Abs. 1, 12 Abs. 1, 70 Abs. 1 SGB V.

Das Qualitätsgebot[175] verlangt, dass die Leistungen der GKV dem jeweiligen Stand der wissenschaftlichen Erkenntnisse zu entsprechen haben

---

[171] Der Gesundheitszustand des Patienten muss eine stationäre Behandlung erfordern, ansonsten ist aus Gründen der Wirtschaftlichkeit die ambulante Versorgung vorrangig in Anspruch zu nehmen, vgl. Becker, in: Becker/Kingreen (Hrsg.), Becker/Kingreen 2024, § 39 SGB V, Rn. 24; Gamperl, in: Körner/Krasney/Mutschler (Hrsg.), Körner et al., § 39 SGB V, Rn. 39.

[172] Eine Ausnahme vom Erfordernis des Versorgungsauftrags sind Notfallbehandlungen, vgl. BSG, Urteil vom 23.06.2015 – B 1 KR 20/14 R, juris-Rn. 13 = NZS 2015, 787, 788.

[173] Betreffend die Besonderheiten von Hochschulkliniken, Bundeswehrkrankenhäusern und Plankrankenhäusern sei auf §§ 109 Abs. 1 Satz 2, 108 SGB V verwiesen.

[174] Vgl. BSG, Urteil vom 23.06.2015 – B 1 KR 20/14 R, juris-Rn. 15 = NZS 2015, 787, 789; BSG, Urteil vom 27.11.2014 – B 3 KR 3/13 R, juris-Rn. 14-16.

[175] § 2 Abs. 1 Satz 3 SGB V.

und in der fachlich gebotenen Qualität erbracht werden müssen. Dies bedeutet insbesondere, dass die medizinische Forschung grundsätzlich nicht zum Leistungsumfang der GKV gehört, sondern nur solche Therapien erbracht werden, die sich im wissenschaftlichen Konsens bewährt haben.[176] Umgekehrt ist die Versorgung aber nicht auf veraltete, nicht mehr dem Stand der Wissenschaft entsprechende Therapieoptionen beschränkt,[177] weshalb das SGB V grundsätzlich innovationsoffen ausgestaltet ist.

Das Wirtschaftlichkeitsgebot[178] beschränkt den Leistungsumfang der GKV auf ausreichende, zweckmäßige und wirtschaftliche Leistungen, die das Maß des Notwendigen nicht überschreiten dürfen. Obwohl das Wirtschaftlichkeitsgebot mehrere unterschiedliche Tatbestandsmerkmale aufzählt, wird es regelmäßig als einheitliches normatives Prinzip verstanden, das in einer Kosten-Nutzen-Abwägung aufgeht.[179] Unter mehreren ausreichenden Therapieoptionen ist demnach die kostengünstigere zu wählen (sog. Minimalprinzip).[180] Eine Ausnahme besteht dann, wenn der Nutzen der teureren Therapie die Mehrkosten deutlich überwiegt. Das Wirtschaftlichkeitsgebot wird deshalb so interpretiert, dass nicht nur keine günstigere, sondern auch keine geeignetere, zugleich nicht (wesentlich) kostenintensivere Leistung verfügbar sein darf.[181] Wenn also im Rahmen der Kosten-Nutzen-Abwägung sehr hohen Kosten nur ein geringer Nutzen gegenübersteht, scheidet eine Leistung ebenfalls aus.[182]

---

[176] Scholz, in: Becker/Kingreen (Hrsg.), Becker/Kingreen 2024, § 2 SGB V, Rn. 4; Herbst, in: Körner/Krasney/Mutschler (Hrsg.), Körner et al., § 2 SGB V, Rn. 5; Hauck, MedR 2010, 226, 229.
[177] Joussen, in: Rolfs et al. (Hrsg.), Rolfs et al. 2024, § 2 SGB V, Rn. 4.
[178] § 12 Abs. 1 SGB V.
[179] Roters, in: Körner/Krasney/Mutschler (Hrsg.), Körner et al., § 12 SGB V, Rn. 23, m. w. N.
[180] BSG, Urteil vom 31.05.2006 – B 6 KA 13/05, juris-Rn. 44.
[181] Greiner/Benedix, SGb 2013, 1, 6; Nitz, Nitz 2024, 266; Fastabend, NZS 2002, 299, 302; Bockholdt, Bockholdt, 377, 383.
[182] Greiner/Benedix, SGb 2013, 1, 5.

6.2.1 Vorgreiflichkeit des Arzneimittelrechts

Im Rahmen der Arzneimittelversorgung erfährt das Qualitätsgebot eine dogmatische Konkretisierung durch den Grundsatz der negativen Vorgreiflichkeit des Arzneimittelrechts. Zulassungspflichtige Arzneimittel, die weder in Deutschland noch EU-weit zugelassen sind, dürfen nicht als Leistung zu Lasten der GKV erbracht werden.[183] Die Verordnung des Arzneimittels verstößt in diesem Fall gegen das Qualitätsgebot und wäre damit nicht zweckmäßig im Sinne des § 12 Abs. 1 Satz 1 Halbsatz 1 Var. 2 SGB V.[184]

Ist das Arzneimittel aber zugelassen, profitiert es davon, dass es in Deutschland keine sog. „vierte Hürde" gibt. Das bedeutet, dass Arzneimittel nach ihrer Zulassung unmittelbar Teil des krankenversicherungsrechtlichen Versorgungssystems und grundsätzlich verordnungsfähig sind.[185] Eine arzneimittelrechtliche Zulassung führt jedoch nicht unmittelbar zur tatsächlichen Erstattungsfähigkeit zu Lasten der GKV; insoweit besteht keine positive Vorgreiflichkeit des Arzneimittelrechts.[186] Die Erstattungsfähigkeit ist nur gegeben, soweit die Voraussetzungen des Wirtschaftlichkeitsgebots nach § 12 Abs. 1 SGB V erfüllt sind.

Phagentherapeutika mit Fertigarzneimittel-Status bedürfen daher grundsätzlich stets einer arzneimittelrechtlichen Zulassung, um zu Lasten der GKV verordnet werden zu können. Werden Phagentherapeutika hingegen als Rezepturarzneimittel abgegeben, bedürfen sie hingegen keiner Zulassung. Der Grundsatz der negativen Vorgreiflichkeit des Arzneimittelrechts gilt hier nicht. Das Qualitäts- und

---

[183] Axer, in: Becker/Kingreen (Hrsg.), Becker/Kingreen 2024, § 31 SGB V, Rn. 24; BVerfG, Beschluss vom 05.03.1997 - 1 BvR 1071/95; BSG, Urteil vom 15.12.2005 - B 1 KR 30/15 R, Rn. 35 = NZS 2016, 383, 387.
[184] Hauck, MedR 2010, 226, 229, m. w. N.
[185] Gottwald, Gottwald 2016, 448; Hauck, NZS 2007, 461, 462.
[186] Axer, in: Becker/Kingreen (Hrsg.), Becker/Kingreen 2024, § 31 SGB V, Rn. 25.

Wirtschaftlichkeitsgebot schließt ihre Erstattungsfähigkeit wegen fehlender Zulassung nicht von vornherein aus.[187]

6.2.2 Grundrechtsorientierte Auslegung des Leistungsrechts

Hat ein zulassungspflichtiges Arzneimittel keine Zulassung, kann es dennoch die nach dem Qualitätsgebot des § 2 Abs. 1 Satz 3 SGB V erforderliche Qualität und Wirksamkeit aufweisen.

Aufgrund einer grundrechtsorientierten Auslegung gemäß Art. 2 Abs. 1 Satz 1, Abs. 2 GG i. V. mit Art. 1 Abs. 1 GG und dem Sozialstaatsprinzip fordert das BVerfG in ständiger Rechtsprechung (seit dem sog. „Nikolaus-Beschluss"[188]), dass die Vorschriften des SGB V verfassungskonform auszulegen sind, soweit eine notstandsähnliche Situation für das Leben des Versicherten vorliegt.

In diesen Fällen ist daher nicht zwingend an der dogmatischen Figur der Vorgreiflichkeit des Arzneimittelrechts und damit am Erfordernis einer Zulassung festzuhalten. Soweit der Versicherte darlegt, dass eine nicht ganz fernliegende Möglichkeit der Heilung oder Besserung seiner Krankheit durch das betreffende Arzneimittel besteht, ist das Arzneimittel als Sachleistung zu erbringen.

Der Gesetzgeber hat die Voraussetzungen dieser Rechtsprechung in § 2 Abs. 1a Satz 1 SGB V verankert und den Anwendungsbereich auf lebensbedrohliche, tödliche und zumindest wertungsmäßig vergleichbare Erkrankungen ausgedehnt.

---

[187] Rezepturen und Defekturen werden insoweit gleich behandelt, siehe LSG Niedersachsen-Bremen, Urteil vom 18.04.2018 – L 3 KA 31/15, Rn. 28; aus Gründen der Übersichtlichkeit erfolgt deshalb eine gemeinsame Darstellung unter alleiniger Nennung von Rezepturen.
[188] BVerfG, Beschluss vom 06.12.2005 – 1 BvR 347/98 = NJW 2006, 891.

Dies gilt allerdings nur, soweit keine andere allgemein anerkannte, dem medizinischen Standard entsprechende Leistung zur Verfügung steht.[189] Insoweit wird das Wirtschaftlichkeitsgebot nicht ausgehöhlt,[190] es wird „keine Spitzenmedizin um jeden Preis"[191] geschuldet.

Fraglich ist daher, ob bereits die Diagnose einer Infektion mit einem AMR-Bakterium ausreicht, um die Voraussetzungen des § 2 Abs. 1a Satz 1 SGB V zu erfüllen. Angesichts der Tatsache, dass die Sterblichkeit durch AMR-Bakterien weltweit eine der häufigsten Todesursachen darstellt,[192] kann zumindest von einer abstrakten Gefahr für den Tod eines Patienten ausgegangen werden.

Insofern kann die Frage aufgeworfen werden, ob sich die Lebensgefahr des Patienten bereits zu einer konkreten Gefahr verdichtet haben muss, um den Anforderungen des § 2 Abs. 1a Satz 1 SGB V bzw. den Grundsätzen der Nikolaus-Entscheidung zu genügen.

Nach der Rechtsprechung ist es jedenfalls nicht erforderlich, dass die Erkrankung des Patienten akut lebensbedrohlich ist; bis zum zu erwarteten Tod durch die Erkrankung können auch mehrere Jahre vergehen.[193] Erforderlich ist lediglich ein vorhersehbarer Krankheitsverlauf beim Patienten, der nach der bisherigen ärztlichen Erfahrung erwartungsgemäß zum Tode des Patienten führen wird. Eine Infektion mit

---

[189] Nach Auffassung des Gesetzgebers führt dieser Subsidiaritätsgrundsatz dazu, dass § 2 Abs. 1 Satz 3 SGB V nur anzuwenden wäre, wenn der Patient keinen Zugang zu einer klinischen Prüfung oder einem *compassionate use* – Programm mit dem Arzneimittel hat, siehe BT-Drucks. 17/6906, 53.
[190] Beispielhaft LSG Nordrhein-Westfalen, Beschluss vom 28.9.2020 – L 10 KR 542/20 B ER.
[191] HessLSG, Urteil vom 17.4.2012 – L 1 KR 298/10, Rn. 10 = NZS 2012, 859, 860-861.
[192] World Health Organization, Global Antimicrobial Resistance and Use Surveillance System (GLASS) Report 2022, (https://www.who.int/publications/i/item/9789240062702), zuletzt abgerufen am 11.03.2025, 9.
[193] BverfG, Beschluss vom 06.02.2007 – 1 BvR 3101/06, Rn. 22; BverfG, Beschluss vom 26.03.2014 – 1 BvR 2415/13, Rn. 15 = NJW 2014, 2176, 2177; BverfG Beschluss vom 10.11.2015 – 1 BvR 2056/12, Rn. 18 = NJW 2016, 1505, 1506; siehe aber BSG, Urteil vom 20.03.2024 – B 1 KR 36/22 R, Rn. 27.

einem regelmäßig tödlich verlaufenden antibiotikaresistenten Bakterium erfüllt daher in der Regel diese Anforderungen.

Der Grundsatz der negativen Vorgreiflichkeit des Arzneimittelrechts kann dann nicht zu einem Leistungsausschluss führen. Eine fehlende Zulassung von zulassungspflichtigen Phagentherapeutika wäre insoweit unschädlich.

Umgekehrt können Phagentherapeutika, die nicht gegen AMR-Bakterien gerichtet sind, diese Privilegierung nicht in Anspruch nehmen. Sie bedürfen daher grundsätzlich immer einer arzneimittelrechtlichen Zulassung, um vom Leistungsumfang der GKV erfasst zu werden.

In beiden Fällen, d.h. Phagentherapeutika als Behandlung gegen AMR-Bakterien einerseits und gewöhnliche Infektionen andererseits, ist jedoch im Einzelfall weiter zu prüfen, ob nach dem Wirtschaftlichkeitsgebot andere, ebenso ausreichende, aber wirtschaftlichere Therapieoptionen in Betracht kommen.

6.2.3 Kosten-Nutzen-Abwägung: Phagentherapeutika und Antibiotika

Es können verschiedene Fallgruppen gebildet werden, um die Auswirkungen des Wirtschaftlichkeitsgebots auf die Versorgung mit Phagenarzneimitteln zu untersuchen.

6.2.3.1 Fallgruppe 1: Alleinige Anwendbarkeit eines Phagenarzneimittels

In der ersten Fallgruppe stellt das Phagenarzneimittel die einzige in Frage kommende Therapieoption dar. Dies wäre z. B. der Fall, wenn die Erkrankung durch ein antibiotikaresistentes Bakterium verursacht wird und alle auf dem Markt befindlichen Antibiotika unwirksam sind. Eine Versorgung mit Antibiotika wäre dann nicht ausreichend im Sinne des § 12 Abs. 1 Satz 1 SGB V.

Steht keine andere Therapieoption zur Verfügung, spielt auch der Preis des Phagenarzneimittels keine Rolle und die Versicherten können das Phagenarzneimittel beanspruchen.[194]

6.2.3.2 Fallgruppe 2: Parallele Anwendbarkeit von Antibiotika und Phagen

In der zweiten Fallgruppe stellt das Phagentherapeutikum lediglich eine alternative Behandlungsoption dar. Dies ist z. B. der Fall, wenn die Erkrankung durch Bakterien ausgelöst wird, die noch keine Antibiotikaresistenzen entwickelt haben. In diesem Fall steht das Phagentherapeutikum in direkter Konkurrenz zu den verfügbaren Antibiotika, denn beide Behandlungsoptionen sind wirksam und somit ausreichend im Sinne des § 12 Abs. 1 Satz 1 SGB V. Maßgeblich wäre daher zunächst der Preis des günstigeren Arzneimittels.

Designerphagen wären auf Grund ihrer aufwendigen Herstellung in jedem Fall teurer als bestehende Antibiotika.[195]

Es ist aber auch davon auszugehen, dass Antibiotika aufgrund der langjährigen Konkurrenz durch Generikahersteller günstiger als Wildtypphagen wären.[196] Denn diese müssen erst noch das arzneimittelrechtliche Zulassungsverfahren durchlaufen und damit die anfallenden Forschungs- und Entwicklungskosten für die Erstellung der Zulassungsunterlagen amortisieren. Ein Preiswettbewerb durch Nachahmerprodukte bei Phagentherapeutika könnte zudem aufgrund der

---

[194] BSG, Urt. vom 31.05.2006 – B 6 KA 13/05, Rn. 44; Bockholdt, Bockholdt, 377, 380.
[195] Vgl. Pacia et al., J Law Biosci 11 (2024), lsad030, 8.
[196] Die Preise vieler Antibiotika liegen im Centbereich; vgl. Pro Generika e. V., Wie billig dürfen bitte Antibiotika sein?, (https://www.progenerika.de/news/die-drei-billigsten-antibiotika/), zuletzt abgerufen am 11.03.2025.

vielfältigen Schutzrechte für neue Wirkstoffe, z.B. Patent[197]- und Unterlagenschutz, erst nach vielen Jahren entstehen.

Die Mehrkosten von Phagentherapeutika gegenüber Antibiotika können im Rahmen des Wirtschaftlichkeitsgebots nur ausnahmsweise ausgeglichen werden, soweit ein Zusatznutzen die Mehrkosten rechtfertigt (*supra* 6.2).

Unter Zusatznutzen ist hier aber der individuelle Nutzen zu verstehen, den der Patient im Rahmen der Krankenbehandlung erfährt. Soweit ein Phagenarzneimittel und ein Antibiotikum gleichermaßen zur Bekämpfung einer bakteriellen Infektion geeignet sind, und das Phagenarzneimittel nicht wesentlich wirksamer und nebenwirkungsärmer ist, ist dieser Zusatznutzen nicht gegeben.

Dies ist problematisch, weil damit immer das Antibiotikum statt des Phagenarzneimittels abgegeben werden müsste und insofern die Bildung von AMR in Bakterien durch das Wirtschaftlichkeitsgebot gesetzlich gefördert wird. Das SGB V blendet die gesamtgesellschaftlichen Mehrkosten (bzw. den kollektiven Zusatznutzen durch Resistenzvermeidung) aus, die durch AMR erst viele Jahre später entstehen und die durch zukünftig nicht (mehr) behandelbare Patienten verursacht werden. Erst wenn die auf dem Markt befindlichen Antibiotika durch AMR unwirksam geworden sind, lässt das Wirtschaftlichkeitsgebot zu, dass die wohl teureren Phagenarzneimittel die durch langjährigen Preiswettbewerb günstigeren Antibiotika verdrängen.

Die Verantwortung für die Bekämpfung von AMR in der GKV liegt daher beim Gesetzgeber. Es wäre sinnvoll, wenn der Gesetzgeber die Verordnungsfähigkeit von AMR-auslösenden Arzneimitteln einschränken

---

[197] Aufgrund der therapeutischen Verwendung von Phagen bis ins 20. Jahrhundert hinein könnten jedoch viele Arzneimittel mit Wildtypphagen nicht patentfähig im Sinne des § 1 Abs. 1 PatG sein.

würde, sofern es – zumindest bei Erkrankungen mit hoher Prävalenz – eine Behandlungsalternative gibt, die keine oder weniger AMR auslöst.

Denn innerhalb der GKV dürfen nur rechtmäßig zustandegekommene Leistungen erbracht werden.[198] Ein Verstoß gegen ein Verordnungsverbot würde insoweit die Leistungspflicht der GKV ausschließen, so dass preisgünstige Antibiotika nicht generell gegenüber antibakteriellen Arzneimittelinnovationen wie Phagenarzneimitteln durch das Wirtschaftlichkeitsgebot bevorzugt würden.

Dies wäre zum einen arzneimittelrechtlich möglich, wenn der aktuelle Entwurf der Europäischen Kommission zur Revision des Arzneimittelrechts in seiner jetzigen Fassung im europäischen Gesetzgebungsverfahren verabschiedet wird; vgl. Art. 51 Abs. 2 des Richtlinienentwurfs[199]. Zum anderen könnte eine Verordnungseinschränkung im Rahmen der GKV bereits jetzt vom deutschen Gesetzgeber durch eine Änderung des SGB V beschlossen werden, da die EU nach Art. 168 Abs. 7 Satz 2 AEUV keine Gesetzgebungskompetenz für den Bereich der deutschen GKV hat.

6.2.3.3 Fallgruppe 3: Parallele Anwendbarkeit von Wildtyp- und Designerphagen

In der dritten Fallgruppe ist zwar kein Antibiotikum anwendbar, z. B. wegen der Infektion durch ein antibiotikaresistentes Bakterium. Für die Behandlung der Erkrankung stehen jedoch ein Wildtypphagenarzneimittel und ein Designerphagenarzneimittel zur Verfügung.

---

[198] BSG, Urteil vom 19.04.2016 – B 1 KR 28/15 R, Rn. 13.
[199] Europäische Kommission, Vorschlag für eine Richtlinie des Europäischen Parlaments und des Rates zur Schaffung eines Unionskodexes für Humanarzneimittel und zur Aufhebung der Richtlinie 2001/83/EG und der Richtlinie 2009/35/EG, COM(2023) 192 final, 2023/0132(COD), (https://eur-lex.europa.eu/resource.html?uri=cellar:bfcb9e00-e437-11ed-a05c-01aa75ed71a1.0020.02/DOC_1&format=PDF), zuletzt abgerufen am 11.03.2025.

Die Behandlung mit beiden Arzneimitteln ist daher ausreichend im Sinne von § 12 Abs. 1 Satz 1 SGB V. Folglich ist eine Kosten-Nutzen-Abwägung zwischen den beiden Arzneimitteln vorzunehmen.

Dabei können Mehrkosten wiederum nur dann in Kauf genommen werden, wenn mit dem teureren Phagenarzneimittel ein deutlich höherer therapeutischer Nutzen erzielt wird. Eine bloße Verringerung von Nebenwirkungen durch einen gentechnisch veränderten Phagen wird daher in der Regel die Mehrkosten einer gentechnischen Veränderung nicht rechtfertigen können. Dies gilt umso mehr für ATMP, die immer nach besonders kostenintensiven GMP-Standards und nicht nur in Arzneibuchqualität hergestellt werden müssen (*supra* 5).

Wird dagegen die Wirksamkeit durch die gentechnische Veränderung des Phagen direkt beeinflusst, so dass der Patient wesentlich schneller geheilt wird, kommt auch eine Erstattung anstelle des in der Regel günstigeren Wildtypphagenarzneimittels in Betracht. Dies ist von Fall zu Fall zu entscheiden.

6.3 Leistungserbringerrecht

6.3.1 Erlaubnisvorbehalt im ambulanten Sektor

Die Erbringung neuer Untersuchungs- und Behandlungsmethoden unterliegt gemäß § 135 Abs. 1 Satz 1 SGB V im ambulanten Bereich einem Erlaubnisvorbehalt.

6.3.1.1 Phagentherapie und Behandlungsmethode

Der Begriff der Behandlungsmethode bezeichnet eine auf einem theoretisch-wissenschaftlichen Konzept beruhende systematische Vorgehensweise bei der Behandlung einer Krankheit.[200]

Arzneimitteltherapien werden grundsätzlich auch als Behandlungsmethode erfasst, wobei sich Besonderheiten durch die Wertungen des Arzneimittelrechts ergeben.[201]

Fertigarzneimittel werden in der Regel nicht unter den Begriff der Behandlungsmethode im Sinne des § 135 Abs. 1 Satz 1 SGB V subsumiert,
da sie eine arzneimittelrechtliche Zulassung erfordern. Da die zuständige Arzneimittelbehörde die Wirksamkeit und Sicherheit des Arzneimittels umfassend prüft, wäre eine erneute Bewertung durch den G-BA
im Verfahren nach § 135 Abs. 1 Satz 1 SGB V in der Regel unergiebig.[202]
Eine Klassifizierung von Fertigarzneimitteln als Behandlungsmethode
ist daher nur möglich, sofern im Rahmen der Anwendung des Arzneimittels eine wesentlich eigenständige ärztliche Leistung erforderlich
ist, die über die reine Verordnung der Arzneimitteltherapie hinaus-
geht.[203]

Bei Fertigarzneimittelphagen lassen sich verschiedene Darreichungsformen beobachten, die sich in der Art der Anwendung unterscheiden.
Dazu zählen Cremes, Gele, Sprays oder Lösungen zur Inhalation. Die
Mehrzahl dieser Darreichungsformen ist für die Selbstanwendung vorgesehen, was bedeutet, dass unstrittig keine ärztliche Leistung erforderlich ist, die über die Verordnung des Phagenarzneimittels hinaus-
geht.[204]

---

[200] Hollo, in: Becker/Kingreen (Hrsg.), Becker/Kingreen 2024, § 135 SGB V, Rn. 3.
[201] Hollo, in: Becker/Kingreen (Hrsg.), Becker/Kingreen 2024, § 135 SGB V, Rn. 5.
[202] BSG, Urteil vom 03.02.2010 – B 6 KA 37/08 R, juris-Rn. 27.
[203] Gottwald, Gottwald 2016, 372; Hollo, in: Becker/Kingreen (Hrsg.), Becker/Kingreen 2024, § 135 SGB V, Rn. 3.
[204] Vgl. BSG, Urteil vom 19.10.2004 – B 1 KR 27/02 R - *Visudyne*, juris-Rn. 21.

Anderes könnte für Phagen gelten, die mittels einer invasiven Applikationsmethode, wie beispielsweise einer intramuskulären Injektion, verabreicht werden.

Das dem nicht so ist, lässt sich jedoch der Rechtsprechung entnehmen. Bei Arzneimitteln ist wesentlich mehr als eine einfache Injektion durch den Arzt erforderlich, um den Methodenbegriff in § 135 Abs. 1 Satz 1 SGB V zu unterfallen. Das ist etwa der Fall, wenn die Wirksamkeit des Arzneimittels vom Arzt abhängig ist, der die Pharmakotherapie im Körper des Patienten mit einem Laser aktivieren muss.[205] Umgekehrt hat die Rechtsprechung festgestellt, dass es sich nicht um eine Behandlungsmethode handelt, wenn lediglich eine Injektion durch den Arzt vorgenommen wird, weil die ärztliche Leistung hier nicht genug Eigengewicht hat, um eine zusätzliche Beurteilung durch den G-BA zu erfordern.[206]

Phagen mit Fertigarzneimittelstatus sind demnach keine Behandlungsmethoden im Sinne des § 135 Abs. 1 Satz 1 SGB V und können im ambulanten Bereich unmittelbar nach deren arzneimittelrechtlichen Zulassung zu Lasten der GKV verordnet werden.

Handelt es sich hingegen um Phagen, die als Rezepturarzneimittel abgegeben werden, sind diese keine zulassungspflichtigen Arzneimittel und es findet demnach keine präventive Prüfung durch die Arzneimittelbehörde vor der Abgabe statt.

In einem solchen Fall findet § 135 Abs. 1 Satz 1 SGB V deshalb umfassend Anwendung. Diese Vorgehensweise ist sachgerecht, da der Erlaubnisvorbehalt gemäß § 135 Abs. 1 Satz 1 SGB V die verfahrensrechtliche Konkretisierung des Qualitätsgebots darstellt und in diesem Fall die

---

[205] BSG, Urteil vom 19.10.2004 – B 1 KR 27/02 R - *Visudyne*, juris-Rn. 7.
[206] BSG, Urteil vom 02.09.2014 – B 1 KR 65/12 R, Rn. 21; näher Gottwald, Gottwald 2016, 373; siehe noch BSG, Urteil vom 19.10.2004 – B 1 KR 27/02 R - *Visudyne*, juris-Rn. 7.

dem Grundsatz der negativen Vorgreiflichkeit des Arzneimittelrechts zugrunde liegende Wertung ersetzt.

Für Phagen, die als Rezepturarzneimittel abgegeben werden, gilt im ambulanten Sektor folglich, dass sie ausschließlich nach Freigabe durch den Gemeinsamen Bundesausschuss gemäß § 135 Abs. 1 Satz 1 SGB V erbracht werden können.[207]

6.3.1.2 Phagogramm und Untersuchungsmethode

Die begleitende Erstellung eines Phagogramms könnte als eine neue Untersuchungsmethode[208] betrachtet werden, insbesondere vor dem Hintergrund der Notwendigkeit der Abnahme einer Patientenprobe durch den Arzt.

In diesem Fall kann ein Vergleich zu *companion diagnostics* bei genetischen Erkrankungen gezogen werden, da die Grundsätze dieser auf die Untersuchung des mikrobiellen Patientenprofils zur Bestimmung der Wirksamkeit eines Phagentherapeutikums übertragbar erscheinen.

Eine gesonderte Bewertung nach § 135 Abs. 1 Satz 1 SGB V ist für *companion diagnostics* nicht erforderlich, soweit die Diagnostik gemäß der arzneimittelrechtlichen Zulassung durchgeführt werden muss, um die Wirksamkeit des Arzneimittels zu gewährleisten.[209] Diese rechtliche Würdigung erscheint kohärent, da die diagnostische Maßnahme zusammen mit dem Arzneimittel bereits durch die Arzneimittelbehörde überprüft wurde und somit eine erneute Prüfung durch den G-BA keinen Mehrwert liefern würde.

Sieht die Zulassung des Phagenarzneimittels demnach vor, dass ein bestimmtes Phagogramm durchgeführt werden muss, handelt es sich

---

[207] Vgl. BSG, Urteil vom 23.07.1998 – B 1 KR 19/96 R - *Jomol*, Rn. 14.
[208] Aufgrund des einheitlichen Methodenbegriffs in § 135 Abs. 1 Satz 1 SGB V liegt eine Untersuchungsmethode vor, soweit eine auf einem theoretisch-wissenschaftlichen Konzept beruhende systematische Vorgehensweise gegeben ist.
[209] Vgl. Huster/Gottwald, Huster et al. 2013, 16, m. w. N.

nicht um eine Untersuchungsmethode und § 135 Abs. 1 Satz 1 SGB V ist nicht anwendbar.

In Fällen in denen ein patientenindividueller Phagencocktail als Rezepturarzneimittel zubereitet werden muss, erfolgt aber keine Prüfung durch die Arzneimittelbehörde. Insoweit stellt sich die Situation anders dar. In diesem Fall ist eine Bewertung durch den G-BA nach § 135 Abs. 1 Satz 1 SGB V aufgrund des Qualitätsgebots notwendig und das Phagogramm wird folglich als Untersuchungsmethode eingestuft.[210]

6.3.1.3 Neuheit der Untersuchungs- und Behandlungsmethode

Im Fall von Phagen, die als Rezepturarzneimittel abgegeben werden, respektive deren Phagogramm, ist die Neuheit der Behandlungs- bzw. Untersuchungsmethode für die Erfassung nach § 135 Abs. 1 Satz 1 SGB V maßgeblich. Dabei ist wiederum problematisch, dass einige Phagen bereits im frühen 20. Jahrhundert angewendet wurden oder noch heute im Ausland als Arzneimittel angewendet werden.

Der Neuheitsbegriff in § 135 Abs. 1 Satz 1 SGB V wird dahingehend ausgelegt, dass eine Behandlungsmethode dann als neu zu betrachten ist, soweit diese noch nicht in den Einheitlichen Bewertungsmaßstab (EBM) aufgenommen wurde.[211]

Allerdings werden Arzneimittel nur ausnahmsweise in den EBM eingetragen, da dieser dazu dient, ärztliche Leistungen mit einer Kennziffer für deren Abrechnung gegenüber den Krankenkassen zu versehen. Die Verordnung von Arzneimitteltherapien stellt aber grundsätzlich keine eigenständig abrechenbare ärztliche Leistung dar (*supra* 6.3.1.1).

Insofern ist nach einer anderen Auffassung zu prüfen, ob das Phagenarzneimittel bzw. Phagogramm, bisher nicht im Versorgungssystem

---

[210] Vgl. Huster/Gottwald, Huster et al. 2013, 17, m. w. N.
[211] Propp, in: Rolfs et al. (Hrsg.), Rolfs et al. 2024, § 135 SGB V, Rn. 18; BSG, Urteil vom 23.07.1998 – B 1 KR 19/96 R - *Jomol*, Rn. 16; BSG, Urteil vom 20.03.2024 – B 1 KR 36/22 R, Rn. 17.

des SGB V vorhanden waren, und deshalb als neue Untersuchungs- und Behandlungsmethode bewertet werden sollten.[212] D

ie Tatsache, dass Phagenarzneimittel im frühen 20. Jahrhundert angewendet wurden oder heutzutage im Ausland angewendet werden, ist deshalb nach beiden Aufassungen unerheblich und der Neuheitsbegriffs in § 135 Abs. 1 Satz 1 SGB V liegt vor.

Denn Phagenarzneimittel des frühen 20. Jahrhunderts waren weder Gegenstand eines arzneimittelrechtlichen Zulassungsverfahrens, noch unterlagen sie einem Verfahren nach § 135 Abs. 1 Satz 1 SGB V, noch wurden sie in den EBM aufgenommen.

Des Weiteren ermächtigt § 135 Abs. 1 Satz 1 SGB V den G-BA anhand des deutschen Versorgungsstandards eine Qualitätskontrolle betreffend neuer Untersuchungs- und Behandlungsmethoden vorzunehmen, damit die Beiträge der Solidargemeinschaft ausschließlich für qualitativ angemessene Methoden ausgegeben werden.

Die Versorgungsstandards aus anderen Gesundheitssystemen lassen sich aber nicht unmittelbar mit dem hiesigen Versorgungsstandard gleichsetzen. Ausländische Versorgungsstandards bzw. die Bewertung ausländischer Gesundheitsbehörden, soweit die ausländischen Gesundheitssysteme keinen ausschließlichen Selbstzahlermarkt beinhalten, können die Bewertung des G-BA deshalb nicht ersetzen.

Insoweit sind auch Phagentherapeutika, die heutzutage im Ausland angewendet werden, aber keine Zulassung besitzen oder durch den G-BA bewertet wurden, als „neu" im Sinne des § 135 Abs. 1 Satz 1 SGB V zu betrachten.

Im Ergebnis sind Phagentherapeutika, die als Rezeptur zubereitet werden, sowie deren Phagogramme als neue Untersuchungs– und

---

[212] Vgl. Huster/Gottwald, Huster et al. 2013, 17; BSG, Urteil vom 20.03.2024 – B 1 KR 36/22 R, Rn. 17.

Behandlungsmethode im Sinne des § 135 Abs. 1 Satz 1 SGB V zu bewer-
ten. Ihre Verordnung im ambulanten Sektor ist erst nach Empfehlung
des G-BA zu Lasten der GKV zulässig.

Phagentherapeutika, die Fertigarzneimittel sind, und eine arzneimittelrechtliche Zulassung innehaben sind zwar neu, unterfallen aber nicht
dem Methodenbegriff. Sie können im ambulanten Sektor unmittelbar
nach deren Zulassung durch einen Vertragsarzt verordnet werden.

6.3.2 Eintragung in den Einheitlichen Bewertungsmaßstab (EBM)

Die vorstehenden Erwägungen legen den Schluss nahe, dass eine Auf-
nahme von Phagenarzneimitteln in den EBM nach § 87 Abs. 1 Satz 1 SGB
V nicht erforderlich ist, da regelmäßig keine eigenständige, über die
Verordnung hinausgehende ärztliche Leistung für die Anwendung des
Phagentherapeutikums erforderlich ist.

Für die Erstellung des Phagogramms muss der Arzt jedoch eine Probe
des Patienten entnehmen. Die Entnahme einer Patientenprobe stellt
eine eigenständige abrechenbare ärztliche Leistung dar und muss in
den EBM eingetragen werden.[213]

Dies steht nicht im Widerspruch dazu, dass zugelassene Phagentherapeutika keiner gesonderten Bewertung als neue Behandlungsmethode
im Sinne des § 135 Abs. 1 Satz 1 SGB V bedürfen. Denn in diesem Fall
entscheidet bereits die Arzneimittelbehörde im Rahmen der Zulassung
des Phagenarzneimittels darüber, ob ein Phagogramm zur Gewährleistung der Wirksamkeit, Qualität und Unbedenklichkeit der Therapie notwendig und zweckmäßig ist.

Nichtsdestotrotz muss eine Abrechnungsposition für die Vergütung der
Probeentnahme durch den Arzt geschaffen werden, damit diese

---

[213] Vgl. Huster/Gottwald, Huster et al. 2013, 18–19.

rechtmäßig zu Lasten der GKV erbracht werden darf, auch wenn diese nicht gesondert auf ihre Qualtiät überprüft werden muss oder bereits wurde.[214] Die Fachinformation des zugelassenen Phagentherapeutikums entscheidet insoweit darüber, ob eine Aufnahme in den EBM erforderlich ist.[215]

Etwas anderes gilt für Phagentherapeutika als Rezepturarzneimittel. Die Probeentnahme zur Bestimmung des mikrobiellen Profils des Patienten bedarf zwar auch in diesem Fall einer Abrechnungsposition im EBM. Für Rezepturen ist eine Aufnahme in den EBM aber nur möglich, soweit der G-BA eine Empfehlung nach §§ 92 Abs. 1 Satz 2 Nr. 5, 135 Abs. 1 Satz 1 SGB V ausgesprochen hat; vgl. § 87 Abs. 5b Satz 1 SGB V.

---

[214] Becker/von Hardenberg, MedR 2016, 104, 108.
[215] Schröder, in: Rolfs et al., Rolfs et al. 2024, § 87 SGB V, Rn. 43; § 87 Abs. 5b Satz 5 SGB V.

6.3.3 Verbotsvorbehalt im stationären Sektor

Im stationären Sektor besteht kein Erlaubnis-, sondern ein Verbotsvorbehalt, da Untersuchungs- und Behandlungsmethoden ausschließlich gemäß § 137c Abs. 1 Satz 1 SGB V von der Versorgung ausgenommen werden können.

Hintergrund der Regelung ist, dass der stationäre Sektor innovationsoffen ausgestaltet sein soll.[216] Dies bedeutet jedoch nicht, dass das Qualitäts- und Wirtschaftlichkeitsgebot ausgehöhlt wird, weshalb der Grundsatz der negativen Vorgreiflichkeit des Arzneimittelrechts auch hier Gültigkeit hat.[217] P

hagen, die Fertigarzneimittel sind, bedürfen deshalb auch im stationären Sektor grundsätzlich einer arzneimittelrechtlichen Zulassung. Nach Erteilung der Zulassung sind Phagenarzneimittel zu Lasten der GKV im stationären Bereich unabhängig von § 137c Abs. 1 Satz 1 SGB V unmittelbar verordnungsfähig, da zugelassene Phagentherapeutika mit Fertigarzneimittelstatus keine neuen Untersuchungs- und Behandlungsmethoden sind (*supra 6.3.1.1*).

Phagentherapeutika, die als Rezepturen hergestellt werden, benötigen keine arzneimittelrechtliche Zulassung, um rechtmäßig in Verkehr gebracht werden zu dürfen. Deshalb verstößt deren Abgabe nicht unmittelbar gegen den Grundsatz der Vorgreiflichkeit des Arzneimittelrechts (*supra 6.2.1*). Sie werden aber als neue Untersuchungs- und Behandlungsmethode bewertet (*supra 6.3.1*), weshalb § 137c Abs. 1 Satz 1 SGB V in diesem Fall anwendbar ist.

Aufgrund der Ausgestaltung von § 137c Abs. 1 Satz 1 SGB V als Verbotsvorbehalt könnte man meinen, dass Rezepturen deshalb unmittelbar im stationären Bereich zu Lasten der GKV abgegeben werden dürfen,

---

[216] Roters, in: Körner/Krasney/Mutschler (Hrsg.), Körner et al., § 137c SGB V, Rn. 4.
[217] Hauck, MedR 2010, 226, 228.

soweit sie dem Wirtschaftlichkeitsgebot entsprechen und sie nicht durch eine Richtlinie gemäß §§ 137c Abs. 1 Satz 1, 92 Abs. 1 Satz 2 Nr. 5 SGB V verboten wurden.

6.3.3.1 Restriktive Auslegung des Bundessozialgerichts

Die höchstrichterliche Rechtsprechung kam in der Vergangenheit jedoch zu einem anderen Ergebnis.

Das BSG verlangte, dass der Nutzen einer neuen Untersuchungs- und Behandlungsmethode stets vom G-BA nach § 137c Abs. 1 Satz 1 SGB V geprüft werden müsse, bevor diese in die stationäre Versorgung aufgenommen werden könne.[218]

Diese Rechtsprechung hat das BSG aufgrund des neu eingefügten § 137c Abs. 3 SGB V aufgegeben.[219] Nach § 137c Abs. 3 Satz 1 SGB V können Versicherte eine neue Untersuchungs- und Behandlungsmethode im stationären Bereich jedoch vor dem Hintergrund der aktuellen höchstrichterlichen Rechtsprechung nur beanspruchen,[220] soweit die neue Untersuchungs- und Behandlungsmethode das Potential einer erforderlichen Behandlungsalternative bietet und dessen Anwendung nach den Regeln der ärztlichen Kunst erfolgt, insbesondere medizinisch indiziert und notwendig ist *und der G-BA eine Richtlinie zur Erprobung nach §§ 137c Abs. 1 Satz 3, 137e Abs. 1 Satz 1 SGB V erlassen hat.*[221]

Eine Leistungserbringung *ohne Erlass einer Richtlinie zur Erprobung* kann nur ausnahmsweise bei schwerwiegenden Erkrankungen im Sinne des § 2 Abs. 1a SGB V und nach Ausschöpfung der verfügbaren Standardtherapien erfolgen.[222]

---

[218] BSG, Urteil vom 21.03.2013 – B 3 KR 2/12 R, juris-Rn. 24.
[219] BSG, Urteil vom 25.03.2021 – B 1 KR 25/20 R, juris-Rn. 23.
[220] BSG, Urteil vom 25.03.2021 – B 1 KR 25/20 R, juris-Rn. 24-26.
[221] Kritisch Felix, MedR 2024, 939, 941.
[222] BSG, Urteil vom 25.03.2021 – B 1 KR 25/20 R, juris-Rn. 19, 40-43; BSG, Urteil vom 12.12.2022 – B 1 KR 33/21 R, Rn. 21; kritisch Felix, MedR 2024, 939, 941.

Faktisch steht die Einführung von Innovationen im stationären Bereich damit unter einem Erlaubnis- und nicht einem Verbotsvorbehalt. Bei Infektionen mit AMR-Bakterien könnten Phagentherapeutika jedoch ohne Erlass einer Richtlinie zur Erprobung erbracht werden, da in diesem Fall eine notstandsähnliche Situation nach § 2 Abs. 1a SGB V vorliegt (*supra* 6.2.2) und die Behandlungsalternativen, entsprechende Antibiotika, unwirksam und damit ausgeschöpft sind.

Anders verhält es sich bei bakteriellen Infektionen, die mangels Resistenzbildung noch mit Antibiotika behandelt werden können. Denn in diesem Fall ist der Versicherte zunächst auf die Inanspruchnahme der Standardtherapie beschränkt, d.h. die Antibiotika müssen geleistet werden.

Ob Phagentherapeutika trotz Vorliegens einer Standardtherapie, d. h. verfügbarer wirksamer Antibiotika, im stationären Bereich geleistet werden dürfen, entscheidet sich vor dem Hintergrund der höchstrichterlichen Rechtsprechung danach, ob Phagentherapeutika das Potential einer erforderlichen Behandlungsalternative im Sinne des § 137c Abs. 3 Satz 1 SGB V bieten und der G-BA dementsprechend eine Richtlinie zur Erprobung erlässt.

6.3.3.2 Potentialbewertungsmaßstab des Gemeinsamen Bundesausschusses

Für die Auslegung des Potentialmaßstabs gemäß § 137c Abs. 3 Satz 1 SGB V ist die Verfahrensordnung des G-BA heranzuziehen.[223]

---

[223] BSG, Urteil vom 25.03.2021 – B 1 KR 25/20 R, juris-Rn. 31; hat der G-BA keine Entscheidung nach § 137c Abs. 1 Satz 1 SGB V getroffen, haben die Gerichte und Krankenkassen über das Vorliegen des Potentials einer Behandlungsmethode zu entscheiden, vgl. Felix, MedR 2024, 939, 941; insoweit kann die Verfahrensordnung des G-BA den Potentialbegriff in § 137c Abs. 3 Satz 1 SGB V aufgrund der Normenhierarchie nicht abschließend legaldefinieren.

Nach Kapitel 2, § 14 Abs. 3 Satz 1 GBA-VerfO[224] ergibt sich das Potential einer erforderlichen Behandlungsalternative etwa, wenn sie aufgrund ihres Wirkprinzips und der bisher vorliegenden Erkenntnisse mit der Erwartung verbunden ist, dass andere aufwändigere, für den Patienten invasivere oder bei bestimmten Patienten nicht erfolgreich einsetzbare Methoden ersetzt werden können, die Methode weniger Nebenwirkungen hat, sie eine Optimierung der Behandlung bedeutet oder die Methode in sonstiger Weise eine effektivere Behandlung ermöglichen kann.

Gemäß Kapitel 2, § 14 Abs. 4 GBA-VerfO wird weiterhin festgestellt, dass das Potential einer Erprobung sich ergänzend zu Absatz 3 insbesondere dann ergibt, wenn zumindest so aussagefähige wissenschaftliche Unterlagen vorliegen, dass auf dieser Grundlage eine Studie geplant werden kann, die eine Bewertung des Nutzens der Methode auf einem ausreichend sicheren Erkenntnisniveau erlaubt.

Das fehlende Potential ergibt sich gemäß Kapitel 2, § 14 Abs. 3 Satz 2 GBA-VerfO hingegen dann, wenn der Gemeinsame Bundesausschuss auf Grundlage der vorliegenden Evidenz positiv feststellt, dass die Behandlungsmethode schädlich oder unwirksam ist.

6.3.3.3 Phagentherapie und Richtlinie zur Erprobung

Zwar besteht auf bisher vorliegenden Erkenntnissen zu Phagentherapeutika nicht die Erwartung, dass andere aufwändigere oder für den Patienten invasivere Methoden ersetzt werden, da Antibiotika aufgrund ihrer patientenverträglichen Darreichungsform als Tablette insoweit wenig Bedenken auslösen. Phagen bewirken zudem keine Optimierung der Behandlung für den einzelnen Patienten, sondern

---

[224] Gemeinsamer Bundesausschuss, Verfahrensordnung des Gemeinsamen Bundesausschusses in der Fassung vom 18. Dezember 2008, zuletzt geändert durch den Beschluss vom 19. September 2024, in Kraft getreten am 3. Januar 2025, (https://www.g-ba.de/downloads/62-492-3689/VerfO_2024-09-19_iK_2025-01-03.pdf), zuletzt abgerufen am 11.03.2025.

verringern lediglich die Bildung von antimikrobiellen Resistenzen bei einer ergänzenden Abgabe zusammen mit Antibiotika.

Aber mit Phagen ist die Erwartungen verbunden, dass bei Patienten, die sich mit AMR-Bakterien infiziert haben, unwirksame Antibitioka zukünftig ersetzt werden können. Insoweit rechtfertigt die Möglichkeit des Einsatzes von Phagen gegen resistente Keime nach der GBA-VerfO bereits das Potential zur Erprobung.

Diese Ansicht wird insoweit bestärkt, als dass zumindest so aussagefähige wissenschaftliche Unterlagen für Phagentherapeutika vorliegen, dass auf dieser Grundlage eine Studie geplant werden kann, die eine Bewertung des Nutzens der Methode auf einem ausreichend sicheren Erkenntnisniveau erlaubt.

Der Potentialbewertungsmaßstab fordert nämlich keine „Zulassungsreife" im Sinne einer RCT-Goldstandard Studie.[225] Phagentherapeutika müssen ausschließlich dafür geeignet sein, in einem wissenschaftlich begleiteten und durch besondere Sicherheitsmaßnahmen geschützten Setting erprobt zu werden.[226] Dafür eignen sich bereits Fallberichte, Fallserien, kleinere epidemiologische Untersuchungen und Übersichtsarbeiten, die einen Behandlungserfolg möglich erscheinen lassen.[227]

Auch wenn die bibliographischen Daten ausländischer Phagentherapeutika wahrscheinlich nicht für die Erteilung einer Arzneimittelzulassung genügen werden (*supra 4.3.2*), eignen sich die vielfältigen Anwendungsbeobachten aber für die Begründung des Potentialbewertungsmaßstabs. Bereits die Existenz der Phagoburnstudie zeigt zudem, dass die Durchführung einer klinischen Prüfung mit Phagentherapeutika aufgrund der bisherigen Datenlage möglich ist.

---

[225] LSG Baden-Württemberg, Urteil vom 17.11.2015 – L 11 KR 1116/12, Rn. 62.
[226] BSG, Urteil vom 25.03.2021 – B 1 KR 25/20 R, juris-Rn. 33.
[227] LSG Baden-Württemberg, Urteil vom 17.11.2015 – L 11 KR 1116/12, Rn. 62.

Der G-BA fördert des Weiteren ein Projekt zur Versorgungsforschung im Bundeswehrkrankenhaus Berlin, bei dem die Herstellung von Phagencocktails als Rezeptur gegen multiresistente Erreger, aber auch anderen septischen Infektionen erforscht wird.[228] Das Projekt endet im März 2025. Ein Abschlussbericht ist zum jetzigen Zeitpunkt noch nicht veröffentlicht worden. Das zeigt aber, dass der G-BA gegenüber der Phagentherapie aufgeschlossen ist und der Erlass einer Erprobungsrichtlinie nach § 137e Abs. 1 Satz 1 SGB V erfolgreich sein könnte.

Das gilt zumindest für die bisher vielfach angewendeten Wildtypphagen. Bezweifelt werden muss allerdings, ob GVO- und ATMP-Phagen dem Potentialbewertungsmaßstab genügen würden. Denn diese wurden im Gegensatz zu Wildtypphagen nicht über Jahrzehnte im Rahmen individueller Heilversuche angewendet. Entsprechend findet sich ausschließlich Literatur, welche die möglichen Vorteile einer gentechnischen Veränderung von Phagen für den Einsatz als Humanarzneimittel beschreiben. Es muss mithin stark bezweifelt werden, ob diese Literaturdaten dem Potentialbewertungsmaßstab entsprechen würden.

Mithin besteht die rechtliche Möglichkeit, dass zumindest bestimmte Phagentherapeutika, d.h. Wildtypphagen als Rezepturzubereitungen, zukünftig im stationären Bereich für Versicherte verfügbar sein könnten.

Verfahrensrechtlich sind aber nur die unparteiischen Mitglieder des G-BA, der Spitzenverband Bund der Krankenkassen, die Deutsche Krankenhausgesellschaft und die Bundesverbände der Krankenhausträger, der Verband der privaten Krankenversicherung sowie die

---

[228] Gemeinsamer Bundesausschuss, PTmHBP – Praktikabilitätstestung der magistralen Herstellung von Bakteriophagen zur Therapie septischer Infektionen (PhagoFlow), (https://innovationsfonds.g-ba.de/projekte/versorgungsforschung/ptmhbp.251), zuletzt abgerufen am 11.03.2025.

Patientenvertretungen berechtigt einen Antrag nach § 137c Satz 1 zu stellen, der zum Erlass einer Erprobungsrichtlinie führen könnte.[229] Insoweit steht die Erstattung von zulassungsfreien, in Apotheken als Rezeptur hergestellten Phagentherapeutika auch im stationären Sektor vor verfahrensrechtlichen Hindernissen.

6.3.4 ATMP-Qualitätssicherungsrichtlinie (ATMP-QSRL)

Zusätzliche Einschränkungen können sich bei ATMP-Phagen ergeben.

Sie unterstehen sowohl innerhalb der vertragsärztlichen, als auch in der stationären Versorgung, besonderen Anforderungen, um zu Lasten der GKV erbracht werden zu dürfen. Aufgrund der Ermächtigungsgrundlage in § 136a Abs. 5 SGB V hat der G-BA die sog. ATMP-Qualitätssicherungsrichtlinie[230] (ATMP-QSRL) erlassen, welche besondere Anforderungen an die Leistungserbringung von ATMP stellt.

Die ATMP-QSRL sieht insbesondere in § 10 Abs. 1 Satz 1 vor, dass nur qualifizierte Krankenhäuser Leistungen mit ATMP durchführen dürfen, die im besonderen Teil der ATMP-QSRL positiv aufgelistet werden. Des Weiteren können besondere Qualitätsanforderungen, wie z. B. besonderes Fachpersonal in der Einrichtung, Voraussetzung sein.

Phagenarzneimittel werden dadurch nicht berührt, da sie nicht von § 23 ATMP-QSRL erfasst werden. Die Möglichkeit der Leistungserbringung von ATMP-Phagen könnte aber in Zukunft beschränkt werden, indem sie in die Liste nach § 23 ATMP-QSRL aufgenommen werden

---

[229] Vgl. §§ 137c Abs. 1 Satz 1, 140f Abs. 2 Satz 5 SGB V, 6 Abs. 2 Satz 8 KHEntgG.

[230] Gemeinsamer Bundesausschuss, Richtlinie des Gemeinsamen Bundesausschusses zu Anforderungen an die Qualität der Anwendung von Arzneimitteln für neuartige Therapien gemäß § 136a Absatz 5 SGB V, in der Fassung vom 04. November 2021, zuletzt geändert am 26. November 2024 (https://www.g-ba.de/downloads/62-492-3700/ATMP-QS-RL_2024-11-26_iK-2025-01-01.pdf), zuletzt abgerufen am 11.03.2025.

6.4 Sonderfall: Genehmigung nach § 4b Abs. 3 AMG

Bislang ist höchstrichterlich nicht geklärt, ob und auf welche Weise ATMP im Rahmen der Krankenhausausnahme nach § 4b Abs. 3 Satz 1 AMG erstattet werden können.

Das SG Duisburg vertritt die Auffassung, dass ein ATMP schon deshalb erstattungsfähig sei, weil die Genehmigung nach § 4b Abs. 3 Satz 1 AMG ein *aliud* zur zentralen Zulassung darstellen soll.[231] Zurückhaltender formuliert es das LSG Baden-Württemberg, das bei Vorliegen einer Genehmigung nach § 4b Abs. 3 Satz 1 AMG keinen Verstoß gegen das Qualitätsgebot sieht.[232]

6.4.1 Arzneimittelzulassung versus Krankenhausausnahme: Ein aliud?

Der bisherigen Rechtsprechung ist zuzustimmen, dass eine Erstattung bei einer Genehmigung nach § 4b Abs. 3 Satz 1 AMG nicht *per se* wegen des Qualitätsgebots ausgeschlossen ist.

Denn ebenso wie bei Rezepturen kann ein Verstoß gegen das Qualitätsgebot nicht allein mit dem Fehlen einer arzneimittelrechtlichen Zulassung begründet werden, weil die Zulassungspflicht in diesem Fall entfällt. Der Grundsatz der Vorgreiflichkeit des Arzneimittelrechts ist insoweit zu modifizieren, dass für die Verordnungsfähigkeit des Arzneimittels zumindest eine Genehmigung nach § 4b Abs. 3 Satz 1 AMG vorliegen muss, welche für die rechtmäßige Abgabe des ATMP maßgebend ist.

---

[231] SG Duisburg, Urteil vom 28.10.2021 – S 46 KR 2614/19, juris-Rn. 28.
[232] LSG Baden-Württemberg, Urteil vom 22.07.2024 – L 4 KR 1374/23, Rn. 45.

Das Vorliegen einer Genehmigung nach § 4b Abs. 3 Satz 1 AMG ist deshalb eine Mindestvoraussetzung des Qualitätsgebots. Ob das Vorliegen einer Genehmigung nach § 4b Abs. 3 Satz 1 AMG aber tatsächlich als *aliud* der Zulassung gilt und die Voraussetzungen des Qualitätsgebots vollständig erfüllt, muss kritisch hinterfragt werden.

Um dieses Problem zu lösen, könnte zunächst § 35a Abs. 1b Satz 1 Halbsatz 2 und Satz 2 SGB V betrachtet werden. Danach gilt der Verbots- und Erlaubnisvorbehalt des G-BA nach §§ 135, 137c SGB V nicht für *zugelassene* ATMP, es sei denn, es handelt sich um ein TEP. Für ATMP-Phagen kommt nur eine Einstufung als GTMP in Betracht. Damit sind die §§ 135, 137c SGB V jedenfalls für ATMP-Phagen, die das zentrale Zulassungsverfahren erfolgreich durchlaufen haben, gesperrt.

Fraglich ist nun, ob § 35a Abs. 1b Satz 1 Halbsatz 2 SGB V auch bei einer Genehmigung nach § 4b Abs. 3 Satz 1 AMG anwendbar ist. Hiergegen spricht zunächst der Wortlaut. Denn nach der gesetzlichen Systematik entfällt nach § 4b Abs. 1 Satz 1 AMG im Rahmen der Krankenhausausnahme die Zulassungspflicht nach § 21 Abs. 1 Satz 1 AMG; vgl. auch Art. 3 Nr. 7 GK.

Das SGB V ist als eigenständige Rechtsmaterie aber im Grundsatz aus sich heraus zu interpretieren. Deshalb könnte insoweit anderes gelten, wenn der Wortlaut des § 35a Abs. 1b Satz 1 Halbsatz 2 SGB V („zugelassene") so auszulegen wäre, dass auch nach § 4b Abs. 3 Satz 1 AMG „genehmigte" ATMP als „zugelassen" im Sinne der Vorschrift gelten.

Dagegen spricht neben der arzneimittelrechtlichen Systematik jedoch der eindeutige Wille des Gesetzgebers, der ATMP, die nach § 4b Abs. 3 Satz 1 AMG genehmigt worden sind, ausdrücklich nicht von § 35a Abs. 1b Satz 1 Halbsatz 2 SGB V erfasst sehen wollte.[233]

---

[233] BT-Drucks. 19/17155, 126-127.

Eine solche Auslegung würde auch dem Sinn und Zweck der Vorschrift widersprechen. Denn § 35a Abs. 1b Satz 1 Halbsatz 1 SGB V ordnet an, dass zugelassene ATMP mit Ausnahme von TEP stets dem AMNOG-Verfahren unterliegen. Wenn ATMP im Rahmen der Krankenhausausnahme nach den Regelbeispielen des § 4b Abs. 2 AMG keine ausreichende Evidenz für ein arzneimittelrechtliches Zulassungsverfahren generieren können, erscheint eine Zuordnung unter das noch strengere Evidenzniveau des AMNOG-Verfahrens sinnwidrig, in welchem nach den Maßstäben der evidenzbasierten Medizin der Zusatznutzen des geprüften Arzneimittels im Vergleich zu einer zweckmäßigen Vergleichstherapie untersucht wird. Eher wäre eine Prüfung durch den G-BA nach §§ 135 Abs. 1 Satz 1, 137c Abs. 1 und 3 Satz 1 SGB V sachgerecht, da dort ein geringerer Maßstab angelegt wird und ausschließlich die medizinische Notwendigkeit und Wirtschaftlichkeit nach Anerkennung des therapeutischen Nutzens bzw. das Potential der Behandlungsmethode geprüft wird.[234]

Überzeugend ist demnach, dass § 35a Abs. 1b Satz 1 Halbsatz 2 SGB V die Genehmigung nach § 4b Abs. 3 Satz 1 AMG nicht erfasst. Bei Lichte betrachtet müssen deshalb §§ 135 Abs. 1 Satz 1, 137c Abs. 1 und 3 Satz 1 SGB V als verfahrensrechtliche Konkretisierungen des Qualitätsgebots über die Verordnungsfähigkeit von ATMP entscheiden, die keine arzneimittelrechtliche Zulassung besitzen und lediglich eine Ausnahmegenehmigung nach § 4b Abs. 3 Satz 1 AMG erhalten haben.

Denn die Rechtsprechung hat bisher nicht ausreichend berücksichtigt, dass der Prüfungsmaßstab für eine Genehmigung nach § 4b Abs. 3 Satz 1 AMG und für eine arzneimittelrechtliche Zulassung nicht vergleichbar ist (*supra* 4.2.3). Insoweit kann eine Genehmigung nach § 4b Abs. 3 Satz 1 AMG bereits durch präklinische Daten erlangt werden, da in den Fallgruppen des § 4b Abs. 2 AMG das Bedürfnis der

---

[234] Vgl. § 135 Abs. 1 Satz 1 Nr. 1, 137c Abs. 3 Satz 1 SGB V.

Arzneimittelversorgung die hier weniger gewichtigen Belange der Sicherheit des Arzneimittelverkehrs überwiegt. Die Genehmigung nach § 4b Abs. 3 Satz 1 AMG stellt deshalb keine umfassende materiellrechtliche Prüfung des Arzneimittels und damit kein *aliud* der arzneimittelrechtlichen Zulassung dar, die eine weitere Prüfung durch den G-BA entbehrlich machen würde.

Dafür spricht auch ein Quervergleich mit der „bedingten Zulassung". Bei einer „bedingten Zulassung" müssen keine klinische Studien der Phase III eingebracht werden. Jedoch würde eine solche nicht erteilt werden, wenn ausschließlich Forschungsdaten aus Versuchsvorhaben in Tieren und Zellkulturen vorgebracht werden würden.

Insoweit kann aus einer formellen Genehmigung nach § 4b Abs. 3 AMG nicht unmittelbar abgeleitet werden, dass die ausnahmsweise zulässige Abgabe eines „experimentellen" ATMP auch den Qualitätsmaßstäben des Versorgungssystems des SGB V entspricht und damit eine Leistungspflicht zu Lasten der Versichertengemeinschaft auslöst. Diese Entscheidung kann aber in den Verfahren nach §§ 135 Abs. 1 Satz 1, 137c Abs. 1 und 3 Satz 1 SGB V getroffen werden.

In schwerwiegenden Fällen werden die verfahrensrechtlichen Anforderungen nach §§ 135 Abs. 1 Satz 1, 137c Abs. 1 und 3 Satz 1 SGB V durch § 2 Abs. 1a SGB V gelockert, so dass der hier angebotene Lösungsvorschlag dogmatisch konsequent erscheint, aber gleichzeitig keine Verletzung von Grundrechten der Patienten zur Folge hätte.[235]

---

[235] Dieses Beispiel zeigt, dass die restriktive Rechtsprechung des BSG zu § 137 Abs. 1 und 3 SGB V die Innovationsoffenheit des SGB V tatsächlich konterkariert. Würde das BSG den Verbotsvorbehalt in § 137 Abs. 1 Satz 1 SGB V als solchen anerkennen, würde eine Abgabe eines nach § 4b Abs. 3 Satz 1 AMG genehmigten ATMP ohne eine präventive verfahrensrechtliche Überprüfung des G-BA zumindest im stationären Bereich möglich sein.

6.4.2 Ausschluss der Apothekenpflicht

Nicht von der Rechtsprechung aufgegriffen wurde zudem, dass
§ 4b Abs. 1 Satz 1 AMG den siebten Abschnitt des AMG für nicht anwendbar erklärt. Somit entfällt die Apothekenpflicht nach § 43 AMG für
ATMP, die im Rahmen der Krankenhausausnahme abgegeben werden
dürfen.

Nach § 31 Abs. 1 Satz 1 SGB V werden aber nur apothekenpflichtige
Arzneimittel vom Leistungskatalog der GKV erfasst. Insoweit könnten
ATMP, die nach § 4b Abs. 3 Satz 1 AMG genehmigt worden sind vom
Leistungskatalog der GKV ausgeschlossen sein. Dies wäre der Fall,
wenn eine Auslegung des Wortlauts von § 31 Abs. 1 Satz 1 SGB V
ergäbe, dass das Arzneimittel im konkret-individuellen Versichungsfall
apothekenpflichtig zu sein hat. Andererseits lässt sich der Wortlaut
auch so auslegen, dass das Arzneimittel lediglich im abstrakt-generel-
len Sinne apothekenpflichtig sein muss, was auf ATMP zutrifft (*supra*
6.1.1.1).

In systematischer Hinsicht ist festzustellen, dass ein weiterer Leistungsausschluss für nicht verschreibungspflichtige Arzneimittel gemäß
§ 34 Abs. 1 Satz 1 SGB V existiert. Dieser wurde vom Gesetzgeber beschlossen, da nicht verschreibungspflichtige Arzneimittel in der Regel
keine hohen Kosten für den Patienten verursachen und somit die Solidargemeinschaft unverhältnismäßig belasten.[236]

Die Apotheken- und Verschreibungspflicht im Arzneimittelrecht knüpft
zuvörderst an die Gefährlichkeit des jeweiligen Arzneimittels an. Hat
sich ein Arzneimittel aber nach vielen Jahren auf dem Markt bewährt
und gilt als sicher, dann sind die Schutzrechte des Arzneimittels, z.B.
Patent- oder Unterlagenschutz, bereits abgelaufen. Dadurch drängen
viele Generikahersteller in den Markt, wodurch der Preis für das

---

[236] Vgl. BT-Drucks. 15/1600, 8.

jeweilige Arzneimittel gedrückt wird. In Anbetracht der Wirtschaftlichkeit ist es den Versicherten deshalb zumutbar, sich selbst mit nicht verschreibungs- und apothekenpflichtigen Arzneimitteln zu versorgen. Der vom Gesetzgeber anvisierte Normalfall der Norm schließt demnach preisgünstige Arzneimittel aus, die frei auf dem Markt verfügbar sind.[237] Es geht nicht darum, ungefährliche, aber gleichwohl wirksame Arzneimittel aus der Versorgung auszuschließen.

ATMP, die nach § 4b Abs. 3 Satz 1 AMG genehmigt werden, unterscheiden sich vom Normalfall der Norm jedoch gravierend. Denn sie sind auch bei einer Herstellung als Rezeptur den speziellen Anforderungen an die Gute Herstellungspraxis aufgrund von erhöhten Sicherheitsanforderungen unterworfen und befinden sich zudem nicht in einem Preiswettbewerb mit Generika. Sie sind deshalb wesentlich teurer als freiverkäufliche Arzneimittel herzustellen.[238]

§ 4b Abs. 1 Satz 1 AMG eröffnet lediglich einen Sondervertriebsweg, um regulatorische Erleichterungen in der Vetriebskette für die in § 4b Abs. 2 AMG genannte Ausnahmefälle zu ermöglichen.[239] Die *ratio* vom Ausschluss der Apothekenpflicht im Sinne von § 4b Abs. 1 Satz 1 AMG deckt sich deshalb nicht mit derjenigen nach § 31 Abs. 1 Satz 1 SGB V. Es wäre den Versicherten nicht zumutbar, sich selbst mit ATMP versorgen zu müssen, weil § 4b Abs. 1 Satz 1 AMG ausnahmsweise einen Sondervertriebsweg für ATMP eröffnet.

Der Wortlaut von § 31 Abs. 1 Satz 1 SGB V muss dergestalt ausgelegt werden, dass es auf die abstrakt-generelle Verschreibungspflicht des Arzneimittels gemäß § 48 AMG ankommt und ein konkret-individueller Ausschluss der Apothekenpflicht nach § 4b Abs. 1 Satz 1 AMG deshalb nicht zu einem Leistungsausschluss nach § 31 Abs. 1 Satz 1 SGB V führt.

---

[237] BT-Drucks. 13/7264, 60.
[238] Vgl. BT-Drucks. 16/12256, 43.
[239] Vgl. Dettling, in: Zuck/Dettling (Hrsg.), Zuck/Dettling 2021, § 4b AMG, Rn. 103.

Tabelle 6.1: Erstattung von Phagenarzneimitteln

Arzneimittel	Qualitätsgebot	Wirtschaftlichkeitsgebot	EBM
Zugelassene Phagenarzneimittel	Ja	Ja/Nein	Ja
Nicht zugelassene Phagenarzneimittel	§ 2 Abs. 1a SGB V	Ja/Nein	Ja
Rezeptur- und Defekturherstellung	§ 135, 135c SGB V	Ja/Nein	Ja
Abgabe nach § 4b Abs. 3 AMG	§ 135, 135c SGB V	Ja/Nein	Ja

7 Fazit

Die rechtliche Einordnung von Phagentherapeutika erfordert eine differenzierte Betrachtung, da verschiedene Kategorien von Phagenarzneimitteln existieren und deshalb unterschiedliche regulatorische Wege eingeschlagen werden müssen. Insbesondere ist zwischen Wildtypphagen und Designerphagen zu unterscheiden. Innerhalb der Gruppe der Designerphagen ist zudem zwischen GVO-Phagen und ATMP-Phagen zu differenzieren. Weiterhin lassen sich Phagentherapeutika in *off-the-shelf*-Präparate und individualisierte Therapien unterteilen.

Diese Unterschiede wirken sich z. B. auf das Zulassungsverfahren aus. Designerphagen unterliegen dem zentralisierten Zulassungsverfahren, während für Wildtypphagen auch nationale oder dezentrale Verfahren in Betracht kommen. In beiden Fällen setzt die Zulassung umfassende präklinische und klinische Studien voraus, wie bei allen Arzneimitteln. Da sich Phagen aber kontinuierlich an Bakterienstämme anpassen müssen, und im Gegensatz zu Antibiotika auch anpassen können, gliedern sich Phagentherapeutika nicht sachgerecht in das arzneimittelrechtliche Zulassungssytem ein.

Eine Vereinfachung der Zulassungserweiterung nach der erstmaligen Zulassung eines Phagentherapeutikums nach dem Vorbild der Variation-Verordnung für Impfstoffe könnte insoweit eine pragmatische Lösung darstellen.[240] Andernfalls wären für jede Wirkstoffanpassung kostspielige und langwierige Zulassungsstudien erforderlich.

---

[240] Siehe auch Pelfrene/Sebris/Cavaleri, Pelfrene et al. 2021, 1169; J.-P. Pirnay/Vos/Verbeken, Microbiol. Aust. 40 (2019), 8, 11.

Eine bibliographische Zulassung von bereits bekannten Phagen als Bestandteil eines Humanarzneimittels erscheint aufgrund der restriktiven Vorgaben des EuGH darüber hinaus wenig aussichtsreich.

Für die Herstellung von Phagentherapeutika lassen sich die allgemeinen GMP-Anforderungen sowie die allgemeinen Arzneibuchvorschriften heranziehen. Spezifische Vorschriften für Phagentherapeutika fehlen zwar größtenteils, dies führt jedoch nicht dazu, dass deren Herstellung unmöglich oder gar verboten ist. Vielmehr zeigt sich das regulatorische Umfeld flexibel, sodass auch internationale Herstellungsstandards, etwa aus Belgien, ergänzend herangezogen werden können.

Phagentherapeutika begegnen innerhalb der GKV zudem besonderen Herausforderungen. Aufgrund der günstigen Verfügbarkeit von Antibiotika auf dem hart umkämpften Generikamarkt droht eine Verdrängung von Phagenarzneimitteln aus dem Leistungskatalog unter Berufung auf das Wirtschaftlichkeitsgebot. Der Gesetzgeber sollte daher gezielt Verschreibungsregeln zugunsten von Phagentherapeutika einführen, um ihre Nutzung im Kampf gegen AMR zu ermöglichen. Andernfalls könnten Phagentherapeutika erst dann erstattet werden, wenn eine vollständige Antibiotikaresistenz beim Patienten vorliegt – ein Szenario, das mit erheblichen gesellschaftlichen Kosten verbunden wäre und nicht durch das Wirtschaftlichkeitsgebot berücksichtigt wird.

Darüber hinaus ist auch im stationären Sektor, der als innovationsoffen gilt, die Versorgung mit Phagentherapeutika nicht unmittelbar möglich. Aufgrund der Rechtsprechung des BSG hängt die Versorgung mit Arzneimittelinnovationen maßgeblich von der Bewertung durch den G-BA ab. Während diese neue Rechtsprechung der gesetzgeberischen Intention einer innovationsoffenen Versorgung im Krankenhaussektor im Vergleich zur bisherigen ständigen Rechtsprechung näherkommt, bleibt die eigenständige Bedeutung der stationären Versorgung im Vergleich zur ambulanten Versorgung weiterhin unklar.

Dies führt *de facto* zu einem Erlaubnisvorbehalt für Phagentherapeutika innerhalb der GKV, die als Außenseitermethoden nicht unmittelbar vom Leistungskatalog des SGB V erfasst werden. Aber Erfahrungen aus dem Ausland zeigen, dass Phagen wirksame und qualitativ hochwertige Therapieoptionen bieten können. Insoweit erscheint der Erlass einer Erprobungsrichtlinie durch den G-BA zu Gunsten der Phagentherapie zumindest für Phagenarzneimittel, die Wildtypviren enthalten, möglich.

Zusammenfassend lässt sich festhalten, dass Phagentherapeutika in der Arzneimittelregulierung und Gesundheitsversorgung vor erheblichen rechtlichen Herausforderungen stehen. Eine Anpassung der regulatorischen Rahmenbedingungen, insbesondere eine erleichterte Variationserweiterung innerhalb der Zulassung und gezielte gesundheitspolitische Maßnahmen zur Erstattung, sind notwendig, um die therapeutischen Potenziale dieser Arzneimittel angemessen zu nutzen.

Eine besondere Rolle könnte den hiesigen Apotheken zukommen, denen ein zunehmender Bedeutungsverlust in der Arzneimittelversorgung des 21. Jahrhunderts droht und denen eine Neuerfindung ihrer traditionellen Stellung angeboten werden könnte. Die Herstellung patientenindividueller Phagencocktails und gentechnisch veränderter Phagenarzneimittel im Rahmen der Rezeptur- und Defekturausnahme ist unionsrechtlich möglich. Es müssten lediglich die Arzneibücher um die entsprechenden Monographien erweitert werden, um den Apotheken eine rechtssichere Grundlage für deren Herstellung zu vermitteln. Wird das aber durchgeführt, dann könnten Apotheken eine maßgebliche Rolle für die Herstellung patientenindividueller Therapien einnehmen, um der drohenden AMR-Krise effektiv zu begegnen.

Denn patientenindividuelle Arzneimittel sind für die pharmazeutsiche Industrie regelmäßig uninteressant, da diese eher an skalierbaren *off-*

the-shelf Präparaten interessiert ist.[241] Das bestehende Potential der bereits vorhandenen Apothekenprivilegierungen im Recht sollte deshalb aktiviert werden.

---

[241] Vgl. J.-P. Pirnay/Vos/Verbeken, Microbiol. Aust. 40 (2019), 8, 9.

Quellenverzeichnis

Andersen, Elisabeth/Schreiber, Katharina, „Genome Editing" vor dem EuGH und seine Folgen, NuR 2020, 99–106 (zit. als Andersen/Schreiber, NuR 2020).

Becker, Ulrich/Kingreen, Thorsten, SGB V – Gesetzliche Krankenversicherung, 9. Auflage, München 2024 (zit. als Becker/Kingreen 2024).

Becker, Ulrich/von Hardenberg, Simone, Companion Diagnostics in der GKV, MedR 2016, 104–109 (zit. als Becker/von Hardenberg, MedR 2016).

Bergmann, Karl-Otto/Pauge, Burkhard/Steinmeyer, Heinz-Dietrich/Altmiks, Christoph, Gesamtes Medizinrecht, 4. Auflage, Baden-Baden 2024 (zit. als Bergmann et al. 2024).

Bockholdt, Frank, Das Wirtschaftlichkeitsgebot in der gesetzlichen Krankenversicherung – ein „Totschlagsargument"?, in: Miriam Meßling, Thomas Voelzke (Hrsg.), Die Zukunft des Rechts- und Sozialstaats, Festschrift für Rainer Schlegel, München 2024, 377–389 (zit. als Bockholdt, Bockholdt).

Brives, Charlotte/Pourraz, Jessica, Phage therapy as a potential solution in the fight against AMR: obstacles and possible futures, Palgrave Commun 6 (2020) (zit. als Brives/Pourraz, Palgrave Commun 6 2020). DOI: 10.1057/s41599-020-0478-4.

Brockhurst, Michael A./Koskella, Britt/Zhang, Quan-Guo, Bacteria-Phage Antagonistic Coevolution and the Implications for Phage Therapy, in: David R. Harper, Stephen T. Abedon, Benjamin H. Burrowes et al. (Hrsg.), Bacteriophages, Biology, technology, therapy, Springer reference, Cham 2021 (zit. als Brockhurst/Koskella/Q.-G. Zhang, Brockhurst et al. 2021).

Campbell, Neil A./Urry, Lisa A./Cain Michael L./Wasserman, Steven A./Minorsky, Peter V./Reece, Jane B., Biologie, 11. Auflage, Hallbergmoos 2019 (zit. als Campbell et al. 2019).

Chan, Benjamin K./Abedon, Stephen T./Loc-Carrillo, Catherine, Phage cocktails and the future of phage therapy, Future Microbiol 8 (2013), 769–783 (zit. als Chan/Abedon/Loc-Carrillo., Future Microbiol 8 2013). DOI: 10.2217/fmb.13.47.

Council of Europe, European Pharmacopoeia - Phage therapy medicinal products, (https://www.edqm.eu/documents/52006/277566/European%20Pharmacopoeia%20-%20Phage%20therapy%20medicinal%20products%20%285.31%29.pdf/d9da2e01-e002-32c9-b2eb-8a9360439c05?t=1727862827906), zuletzt abgerufen am 11.03.2025.

Dederer, Hans-Georg/Herdgen, Matthias/Palme, Christoph/Spranger, Tade M., Biotechnologierecht – Gentechnikrecht und Biomedizinrecht, Heidelberg/München/Landsberg (zit. als Dederer et al.).

Dieners, Peter/Reese, Ulrich, Handbuch des Pharmarechts – Grundlagen und Praxis, München 2010 (zit. als Dieners/Reese 2010).

Dvořáčková, Milada/Růžička, Filip/Benešík, Martin/Pantůček, Roman/Dvořáková-Heroldová, Monika, Antimicrobial effect of commercial phage preparation Stafal® on biofilm and planktonic forms of methicillin-resistant Staphylococcus aureus, Folia Microbiol (Praha) 64 (2019), 121–126 (zit. als Dvořáčková et al., Folia Microbiol (Praha) 64 2019). DOI: 10.1007/s12223-018-0622-3.

Emslander, Quirin/Vogele, Kilian/Braun, Peter/Stender, Jana/Willy, Christian/Joppich, Markus/Hammerl, Jens A./Abele, Miriam/Meng, Chen/Pichlmair, Andreas/Ludwig, Christina/Bugert, Joachim J./Simmel, Friedrich C./Westmeyer, Gil G., Cell-free production of personalized therapeutic phages targeting multidrug-resistant bacteria, Cell Chem Biol 29 (2022), 1434-1445.e7 (zit. als Emslander et al., Cell Chem Biol 29 2022). DOI: 10.1016/j.chembiol.2022.06.003.

European Commission, Annex 1 – Manufacture of Sterile Medicinal Products, (https://health.ec.europa.eu/document/download/e05af55b-38e9-42bf-8495-194bbf0b9262_en?filename=20220825_gmp-an1_en_0.pdf), zuletzt abgerufen am 11.03.2025.

European Commission, Annex 2 – Manufacture of Biological active substances and Medicinal Products for Human Use, (https://health.ec.europa.eu/document/download/380fdf24-8a1e-4f65-809b-e08d990d5f9e_en?filename=2018_annex2_en.pdf), zuletzt abgerufen am 11.03.2025.

European Commission, DG Enterprise and Industry, Directorate F, Unit F3 "Cosmetics and medical devices", Medical Devices: Guidance document – Borderline products, drug-delivery products and medical devices incorporating, as an integral part, an ancillary medicinal substance or an ancillary human blood derivative, (https://ec.europa.eu/docsroom/documents/10328/attachments/1/translations), zuletzt abgerufen am 11.03.2025.

European Commission, Evaluation of phage therapy for the treatment of Escherichia coli and Pseudomonas aeruginosa burn wound infections (Phase I-II clinical trial), (https://cordis.europa.eu/project/id/601857/reporting), zuletzt abgerufen am 11.03.2025.

European Commission, Notice to Applicants – Volume 2A, Procedures for marketing authorisation, Chapter 1, Marketing Authorisation, July 2019, (https://health.ec.europa.eu/document/download/0174e8fd-9224-4a45-bbd1-e071ffbfe972_en), zuletzt abgerufen am 11.03.2025.

Europäische Kommission, EU-Maßnahmen zur Bekämpfung antimikrobieller Resistenzen, (https://health.ec.europa.eu/antimicrobial-resistance/eu-action-antimicrobial-resistance_de), zuletzt abgerufen am 11.03.2025.

Europäische Kommission, Mitteilung der Kommission an das Europäische Parlament, den Rat, den Europäischen Wirtschafts- und Sozialausschuss und den Ausschuss der Regionen, Reform des Arzneimittelrechts und Maßnahmen zur Bekämpfung antimikrobieller Resistenzen, COM(2023) 190 final, (https://eur-lex.europa.eu/legal-content/DE/TXT/PDF/?uri=CELEX:52023DC0190), zuletzt abgerufen am 11.03.2025.

Europäische Kommission, Vorschlag für eine Richtlinie des Europäischen Parlaments und des Rates zur Schaffung eines Unionskodexes für Humanarzneimittel und zur Aufhebung der Richtlinie 2001/83/EG und der Richtlinie 2009/35/EG, COM(2023) 192 final, 2023/0132(COD), (https://eur-lex.europa.eu/resource.html?uri=cellar:bfcb9e00-e437-11ed-a05c-01aa75ed71a1.0020.02/DOC_1&format=PDF), zuletzt abgerufen am 11.03.2025.

Europäische Kommission, Vorschlag für eine Verordnung des Europäischen Parlaments und des Rates zur Festlegung der Verfahren der Union für die Zulassung und Überwachung von Humanarzneimitteln und zur Festlegung von Vorschriften für die Europäische Arzneimittel-Agentur, zur Änderung der Verordnung (EG) Nr. 1394/2007 und der Verordnung (EU) Nr. 536/2014 sowie zur Aufhebung der Verordnung (EG) Nr. 726/2004, der Verordnung (EG) Nr. 141/2000 und der Verordnung (EG) Nr. 1901/2006, COM(2023) 193 final, 2023/0131(COD), (https://eur-lex.europa.eu/resource.html?uri=cellar:e3f40e76-e437-11ed-a05c-01aa75ed71a1.0008.02/DOC_1&format=PDF), zuletzt abgerufen am 11.03.2025.

European Medicines Agency, Concept paper on the establishment of a Guideline on the development and manufacture of human medicinal products specifically designed for phage therapy, EMA/CHMP/BWP/486838/2023, (https://www.ema.europa.eu/en/documents/scientific-guideline/concept-paper-establishment-guideline-development-manufacture-human-medicinal-products-specifically-designed-phage-therapy_en.pdf), zuletzt abgerufen am 11.03.2025.

European Medicines Agency, Guideline on quality, safety and efficacy of veterinary medicinal products specifically designed for phage therapy, EMA/CVMP/NTWP/32862/2022, (https://www.ema.europa.eu/en/documents/scientific-guideline/guideline-quality-safety-and-efficacy-veterinary-medicinal-products-specifically-designed-phage-therapy_en.pdf), zuletzt abgerufen am 11.03.2025.

European Medicines Agency, Scientific Aspects and Working Definitions for the mandatory scope of the centralised procedure, EMEA/CHMP/121944/2007, (https://www.ema.europa.eu/en/documents/regulatory-procedural-guideline/scientific-aspects-and-working-definitions-mandatory-scope-centralised-procedure_en.pdf), zuletzt abgerufen am 11.03.2025.

Faltus, Timo, Herstellung und Inverkehrbringen von Phagenarzneimitteln, PharmR 2023, 679–687 (zit. als Faltus, PharmR 2023).

Faltus, Timo, Phagenarzneimittel – Klassisches Arzneimittel, stoffliches Medizinprodukt, Biological, ATMP, Impfstoff, Biozid, GVO... alles, nichts, oder?, PharmR 2023, 469–476 (zit. als Faltus, PharmR 2023).

Faltus, Timo, The Medicinal Phage – Regulatory Roadmap for Phage Therapy under EU Pharmaceutical Legislation, Viruses 16 (2024) (zit. als Faltus, Viruses 16 2024). DOI: 10.3390/v16030443.

Fastabend, Katrin, Der Begriff der notwendigen Krankenbehandlung im SGB V, NZS 2002, 299–307 (zit. als Fastabend, NZS 2002).

Felix, Dagmar, Die Innovationsoffenheit des SGB V unter „Dauerbeschuss", MedR 2024, 939–945 (zit. als Felix, MedR 2024). DOI: 10.1007/s00350-024-6901-x.

Ferry, T./Kolenda, C./Laurent, F./Leboucher, G./Merabischvilli, M./Djebara, S./Gustave, C-A/Perpoint, T./Barrey, C./Pirnay, J-P/Resch, G., Personalized bacteriophage therapy to treat pan-drug-resistant spinal Pseudomonas aeruginosa infection, Nat Commun 13 (2022), 4239 (zit. als T. Ferry et al., Nat Commun 13 2022). DOI: 10.1038/s41467-022-31837-9.

Ferry, Tristan/Kolenda, Camille/Batailler, Cécile/Gaillard, Romain/Gustave, Claude-Alexandre/Lustig, Sébastien/Fevre, Cindy/Petitjean, Charlotte/Leboucher, Gilles/Laurent, Frédéric, Case Report: Arthroscopic „Debridement Antibiotics and Implant Retention" With Local Injection of Personalized Phage Therapy to Salvage a Relapsing Pseudomonas Aeruginosa Prosthetic Knee Infection, Front Med (Lausanne) 8 (2021), 569159 (zit. als T. Ferry et al., Front Med (Lausanne) 8 2021). DOI: 10.3389/fmed.2021.569159.

Fuhrmann, Stefan/Klein, Bodo/Fleischfresser, Andreas, Arzneimittelgesetz – Handbuch für die Rechtspraxis, 3. Auflage, Baden-Baden 2020 (zit. als Fuhrmann et al. 2020).

Gemeinsamer Bundesausschuss, PTmHBP – Praktikabilitätstestung der magistralen Herstellung von Bakteriophagen zur Therapie septischer Infektionen (PhagoFlow), (https://innovationsfonds.g-ba.de/projekte/versorgungsforschung/ptmhbp.251), zuletzt abgerufen am 11.03.2025.

Gemeinsamer Bundesausschuss, Richtlinie des Gemeinsamen Bundesausschusses über die Verordnung von Arzneimitteln in der vertragsärztlichen Versorgung (Arzneimittel-Richtlinie/AM-RL) in der Fassung vom 18. Dezember 2008/22. Januar 2009, veröffentlicht im Bundesanzeiger Nr. 49a (Beilage) vom 31. März 2009, zuletzt geändert am 19. Dezember 2024, veröffentlicht im Bundesanzeiger BAnz AT 11.02.2025 B3, (https://www.g-ba.de/downloads/62-492-3730/AM-RL-2024-12-19_iK-2025-02-12_AT-11-02-2025-B3.pdf), zuletzt abgerufen am 11.03.2025.

Gemeinsamer Bundesausschuss, Richtlinie des Gemeinsamen Bundesausschusses zu Anforderungen an die Qualität der Anwendung von Arzneimitteln für neuartige Therapien gemäß § 136a Absatz 5 SGB V, in der Fassung vom 04. November 2021, zuletzt geändert am 26. November 2024, (https://www.g-ba.de/downloads/62-492-3700/ATMP-QS-RL_2024-11-26_iK-2025-01-01.pdf), zuletzt abgerufen am 11.03.2025.

Gemeinsamer Bundesausschuss, Verfahrensordnung des Gemeinsamen Bundesausschusses in der Fassung vom 18. Dezember 2008, zuletzt geändert durch den Beschluss vom 19. September 2024, in Kraft getreten am 3. Januar 2025, (https://www.g-ba.de/downloads/62-492-3689/VerfO_2024-09-19_iK_2025-01-03.pdf), zuletzt abgerufen am 11.03.2025.

German Central Commitee on Biological Safety, Synthetic Biology - 2nd Interim report, (https://zkbs-online.de/fileadmin/user_upload/Downloads/Fokusthemen/Synthetische_Biologie/2._Bericht_ZKBS_Synthetische_Biologie_2018.pdf), zuletzt abgerufen am 11.03.2025.

Gibb, Bryan/Hyman, Paul/Schneider, Christine L., The Many Applications of Engineered Bacteriophages-An Overview, Pharmaceuticals (Basel) 14 (2021) (zit. als Gibb/Hyman/Schneider, Pharmaceuticals (Basel) 14 2021). DOI: 10.3390/ph14070634.

Gottwald, Sina, Die rechtliche Regulierung medizinischer Innovationen in der Gesetzlichen Krankenversicherung, Baden-Baden 2016 (zit. als Gottwald, Gottwald 2016).

Greiner, Stefan/Benedix, Mathias, Struktur und Systematik des Wirtschaftlichkeitsgebotes im SGB V, SGb 2013, 1–6 (zit. als Greiner/Benedix, SGb 2013).

Guerriaud, Mathieu/Kohli, Evelyne, RNA-based drugs and regulation: Toward a necessary evolution of the definitions issued from the European union legislation, Front Med (Lausanne) 9 (2022), 1012497 (zit. als Guerriaud/Kohli, Front Med (Lausanne) 9 2022). DOI: 10.3389/fmed.2022.1012497.

Hauck, Ernst, Medizinischer Fortschritt im Dreieck IQWiG, GBA und Fachgesellschaften: Wann wird eine innovative Therapie zur notwendigen medizinischen Maßnahme?, NZS 2007, 461–468 (zit. als Hauck, NZS 2007).

Hauck, Ernst, Rechtliche Schnittstellen im SGB V zwischen ambulanter und stationärer Arzneimittelversorgung, MedR 2010, 226–232 (zit. als Hauck, MedR 2010).

Huster, Stefan/Gottwald, Sina, Die Vergütung genetischer Diagnostik in der Gesetzlichen Krankenversicherung, Bochumer Schriften zum Sozial- und Gesundheitsrecht 14, Baden-Baden 2013 (zit. als Huster/Gottwald, Huster et al. 2013).

Jault, Patrick/Leclerc, Thomas/Jennes, Serge/Pirnay, Jean Paul/Que, Yok-Ai/Resch, Gregory/Rousseau, Anne Françoise/Ravat,

François/Carsin, Hervé/Le Floch, Ronan/Schaal, Jean Vivien/Soler, Charles/Fevre, Cindy/Arnaud, Isabelle/Bretaudeau, Laurent/Gabard, Jérôme, Efficacy and tolerability of a cocktail of bacteriophages to treat burn wounds infected by Pseudomonas aeruginosa (PhagoBurn): a randomised, controlled, double-blind phase ½ trial, Lancet Infect Dis 19 (2019), 35–45 (zit. als Jault et al., Lancet Infect Dis 19 2019). DOI: 10.1016/S1473-3099(18)30482-1.

Kloß, Florian/Gerbach, Sina, Hürden und Aussichten neuer antimikrobieller Konzepte in Forschung und Entwicklung, Bundesgesundheitsblatt - Gesundheitsforschung - Gesundheitsschutz 61 (2018), 595–605 (zit. als Kloß/Gerbach, Bundesgesundheitsblatt - Gesundheitsforschung - Gesundheitsschutz 61 2018). DOI: 10.1007/s00103-018-2725-z.

König, Harald/Sauter, Arnold, Bakteriophagen in Medizin, Land- und Lebensmittelwirtschaft – Anwendungsperspektiven, Innovations- und Regulierungsfragen, Innovationsanalyse, 2023 (zit. als König et al. 2023). DOI: 10.5445/IR/1000160512.

Körner, Anne/Krasney, Martin/Mutschler, Bernd, Beck'scher Online-Grosskommentar Sozialrecht (Kasseler Kommentar), 129. Auflage, 2025 (zit. als Körner et al.).

Kügel, J. Wilfried/Müller, Rolf-Georg/Hofmann, Hans-Peter, Arzneimittelgesetz, 3. Auflage, München 2022 (zit. als Kügel et al. 2022).

McCallin, Shawna/Oechslin, Frank, Bacterial Resistance to Phage and Its Impact on Clinical Therapy, in: Andrzej Górski, Ryszard Międzybrodzki, Jan Borysowski (Hrsg.), Phage therapy – A practical approach, Cham 2019 (zit. als McCallin/Oechslin, McCallin et al. 2019).

Merabishvili, Maia/Pirnay, Jean-Paul/Vogele, Kilian/Malik, Danish J., Production of Phage Therapeutics and Formulations: Innovative Approaches, in: Andrzej Górski, Ryszard Międzybrodzki, Jan Borysowski (Hrsg.), Phage therapy – A practical approach, Cham 2019 (zit. als M. Merabishvili et al., Merabishvili et al. 2019).

Mitsunaka, Shoichi/Yamazaki, Kohei/Pramono, Ajeng K./Ikeuchi, Megumi/Kitao, Tomoe/Ohara, Naoya/Kubori, Tomoko/Nagai, Hiroki/Ando, Hiroki, Synthetic engineering and biological containment of bacteriophages, Proc Natl Acad Sci U S A 119 (2022), e2206739119 (zit. als Mitsunaka et al., Proc Natl Acad Sci U S A 119 2022). DOI: 10.1073/pnas.2206739119.

National Human Genome Research Institute, Talking Glossary of Genomic and Genetic Terms, Nucleic Acids, (https://www.genome.gov/genetics-glossary/Nucleic-Acids), zuletzt abgerufen am 11.03.2025.

Nitz, Gerhard, Krankenversicherung und medizinische Innovationen, in: Andreas Spickhoff, Boris Handorn (Hrsg.), Handbuch Medizinisches Forschungsrecht, München 2024 (zit. als Nitz, Nitz 2024).

Pacia, Danielle M./Brown, Beatrice L./Minssen, Timo/Darrow, Jonathan J., CRISPR-phage antibacterials to address the antibiotic resistance crisis: scientific, economic, and regulatory considerations, J Law Biosci 11 (2024), lsad030 (zit. als Pacia et al., J Law Biosci 11 2024). DOI: 10.1093/jlb/lsad030.

Payaslian, Florencia/Gradaschi, Victoria/Piuri, Mariana, Genetic manipulation of phages for therapy using BRED, Curr Opin Biotechnol 68 (2021), 8–14 (zit. als Payaslian/Gradaschi/Piuri, Curr Opin Biotechnol 68 2021). DOI: 10.1016/j.copbio.2020.09.005.

Pelfrene, Eric/Sebris, Zigmars/Cavaleri, Marco, Regulatory Aspects of the Therapeutic Use of Bacteriophages: Europe, in: David R. Harper, Stephen T. Abedon, Benjamin H. Burrowes et al. (Hrsg.), Bacteriophages, Biology, technology, therapy, Springer reference, Cham 2021 (zit. als Pelfrene/Sebris/Cavaleri, Pelfrene et al. 2021). DOI: 10.1007/978-3-319-40598-8_51-1.

Pirnay, Jean-Paul/Djebara, Sarah/Steurs, Griet/Griselain, Johann/Cochez, Christel/Soir, Steven de/Glonti, Tea/an Spiessens/Vanden Berghe, Emily/Green, Sabrina/Wagemans, Jeroen/Lood, Cédric/Schrevens, Eddie/Chanishvili, Nina/Kutateladze, Mzia/Jode, Mathieu de/Ceyssens, Pieter-Jan/Draye, Jean-Pierre/Verbeken, Gilbert/Vos, Daniel de/Rose, Thomas/Onsea, Jolien/van Nieuwenhuyse, Brieuc/Soentjens, Patrick/Lavigne, Rob/Merabishvili, Maya, Personalized bacteriophage therapy outcomes for 100 consecutive cases: a multicentre, multinational, retrospective observational study, Nat Microbiol 9 (2024), 1434–1453 (zit. als J.-P. Pirnay et al., Nat Microbiol 9 2024). DOI: 10.1038/s41564-024-01705-x.

Pirnay, Jean-Paul/Vos, Daniel de/Verbeken, Gilbert, Clinical application of bacteriophages in Europe, Microbiol. Aust. 40 (2019), 8 (zit. als J.-P. Pirnay/Vos/Verbeken, Microbiol. Aust. 40 2019).

Pirnay, Jean-Paul/Vos, Daniel de/Verbeken, Gilbert/Merabishvili, Maia/Chanishvili, Nina/Vaneechoutte, Mario/Zizi, Martin/Laire, Geert/Lavigne, Rob/Huys, Isabelle/van den Mooter,

Guy/Buckling, Angus/Debarbieux, Laurent/Pouillot, Fla-vie/Azeredo, Joana/Kutter, Elisabeth/Dublanchet, Alain/Górski, Andrzej/Adamia, Revaz, The phage therapy paradigm: prêt-à-porter or sur-mesure?, Pharm Res 28 (2011), 934–937 (zit. als J.-P. Pirnay et al., Pharm Res 28 2011). DOI: 10.1007/s11095-010-0313-5.

Pro Generika e.v., Wie billig dürfen bitte Antibiotika sein?, (https://www.progenerika.de/news/die-drei-billigsten-antibio-tika/), zuletzt abgerufen am 11.03.2025.

Regulski, Krzystof/ Champion-Arnaud, Patrick/Gabard, Jérôme, Bacte-riophage Manufacturing : From Early Twentieth-Century Pro-cesses to Current GMP, in: David R. Harper, Stephen T. Abedon, Benjamin H. Burrowes et al. (Hrsg.), Bacteriophages, Biology, technology, therapy, Springer reference, Cham 2021 (zit. als Reg-ulski/Champion-Arnaud/Gabard, Regulski et al. 2021).

Rehmann, Wolfgang A., Arzneimittelgesetz, 5. Auflage, München 2020 (zit. als Rehmann 2020).

Rustad, Mark/Eastlund, Allen/Marshall, Ryan/Jardine, Paul/Noireaux, Vincent, Synthesis of Infectious Bacteriophages in an E. coli-based Cell-free Expression System, J Vis Exp 2017 (zit. als Rustad et al., J Vis Exp 2017). DOI: 10.3791/56144.

Saliger, Frank/Tsambikakis, Michael, Strafrecht der Medizin - Hand-buch für Wissenschaft und Praxis, München 2022 (zit. als Sali-ger/Tsambikakis 2022).

Schauer, Marc Philipp, Regulatorische Bestimmungen zur Klassifikation und Probleme bei der Zulassung von Advanced Therapy Medi-cinal Products (ATMPs) in der Europäischen Union, PharmR 2022, 482–490 (zit. als Schauer, PharmR 2022).

Schickert, Joerg/Welter-Birk, Tina, Arzneimittelherstellung in der Apo-theke: Rezeptur und Defektur vs. Zulassungspflicht – ein Span-nungsverhältnis – Teil 1: National, DCP, MRP zuzulassende Arz-neimittel, PharmR 2025, 70 (zit. als Schickert/Welter-Birk, PharmR 2025).

Schlegel, Rainer/Voelzke, Thomas/Engelmann, Klaus, Juris Praxiskom-mentar SGB V - Sozialgesetzbuch, Fünftes Buch (SGB V), Gesetzli-che Krankenversicherung, 4. Auflage, Saarbrücken 2020 (zit. als Schlegel et al. 2020).

Schäfer, Ulrich/ Alberts, Bruce/Johnson, Alexander D., Molekularbiologie der Zelle, 6. Auflage, Weinheim 2017 (zit. als Schäfer et al. 2017).

Selle, Kurt/Fletcher, Joshua R./Tuson, Hannah/Schmitt, Daniel S./McMillan, Lana/Vridhambal, Gowrinarayani S./Rivera, Alissa J./Montgomery, Stephanie A./Fortier, Louis-Charles/Barrangou, Rodolphe/Theriot, Casey M./Ousterout, David G., In Vivo Targeting of Clostridioides difficile Using Phage-Delivered CRISPR-Cas3 Antimicrobials, mBio 11 (2020) (zit. als Selle et al., mBio 11 2020). DOI: 10.1128/mBio.00019-20.

Spranger, Tade Matthias, Zur neuen ständigen Rechtsprechung des EuGH im europäischen Gentechnikrecht, EuZW 2023, 854–858 (zit. als T. Matthias Spranger, EuZW 2023).

Stallberg, Christian, Auswirkungen und zugleich Besprechung des EuGH-Urteils v. 11. 04. 2013 - C-535/11 - Novartis/Apozyt, WRP 2013, 1144–1151 (zit. als Stallberg, WRP 2013).

Strathdee, Steffanie A./Hatfull, Graham F./Mutalik, Vivek K./Schooley, Robert T., Phage therapy: From biological mechanisms to future directions, Cell 186 (2023), 17–31 (zit. als Strathdee et al., Cell 186 2023). DOI: 10.1016/j.cell.2022.11.017.

Terwilliger, Austen L./Gu Liu, Carmen/Green, Sabrina I./Clark, Justin R./Salazar, Keiko C./Hernandez Santos, Haroldo/Heckmann, Emmaline R./Trautner, Barbara W./Ramig, Robert F./Maresso, Anthony W., Tailored Antibacterials and Innovative Laboratories for Phage (Φ) Research: Personalized Infectious Disease Medicine for the Most Vulnerable At-Risk Patients, Phage (New Rochelle) 1 (2020), 66–74 (zit. als Terwilliger et al., Phage (New Rochelle) 1 2020). DOI: 10.1089/phage.2020.0007.

Verbeken, Gilbert/Pirnay, Jean-Paul/Lavigne, Rob/Jennes, Serge/Vos, Daniel de/Casteels, Minne/Huys, Isabelle, Call for a dedicated European legal framework for bacteriophage therapy, Arch Immunol Ther Exp (Warsz) 62 (2014), 117–129 (zit. als Verbeken et al., Arch Immunol Ther Exp (Warsz) 62 2014). DOI: 10.1007/s00005-014-0269-y.

Willy, Christian/Bugert, Joachim J./Classen, Annika Y./Deng, Li/Düchting, Anja/Gross, Justus/Hammerl, Jens A./Korf, Imke H. E./Kühn, Christian/Lieberknecht-Jouy, Simone/Rohde, Christine/Rupp, Markus/Vehreschild, Maria J. G. T./Vogele, Kilian/Wienecke, Sarah/Witzenrath, Martin/Würstle, Silvia/Ziehr, Holger/Moelling, Karin/Broecker, Felix, Phage Therapy in Germany-Update 2023,

Viruses 15 (2023) (zit. als Willy et al., Viruses 15 2023). DOI: 10.3390/v15020588.

World Health Organization, Global Antimicrobial Resistance and Use Surveillance System (GLASS) Report 2022, (https://www.who.int/publications/i/item/9789240062702), zuletzt abgerufen am 11.03.2025.

World Health Organization, Ten threats to global health in 2019, (https://www.who.int/news-room/spotlight/ten-threats-to-global-health-in-2019), zuletzt abgerufen am 11.03.2025.

Xu, Bo/Liu, Li-Hua/Lin, Houliang/Zhang, Yang/Huang, Ying/He, Qing/Wang, Fan/Wu, Yi-Rui/Zhang, Zhiqian/Jiang, Ao, A cell-free bacteriophage synthesis system for directed evolution, Trends Biotechnol 43 (2025), 248–261 (zit. als Xu et al., Trends Biotechnol 43 2025). DOI: 10.1016/j.tibtech.2024.10.005.

Żaczek, Maciej/Weber-Dąbrowska, Beata/Międzybrodzki, Ryszard/Łusiak-Szelachowska, Marzanna/Górski, Andrzej, Phage Therapy in Poland - a Centennial Journey to the First Ethically Approved Treatment Facility in Europe, Front Microbiol 11 (2020), 1056 (zit. als Żaczek et al., Front Microbiol 11 2020). DOI: 10.3389/fmicb.2020.01056.

Zaldastanishvili, Elisabed/Leshkasheli, Lika/Dadiani, Mariam/Nadareishvili, Lia/Askilashvili, Lia/Kvatadze, Nino/Goderdzishvili, Marina/Kutateladze, Mzia/Balarjishvili, Nana, Phage Therapy Experience at the Eliava Phage Therapy Center: Three Cases of Bacterial Persistence, Viruses 13 (2021) (zit. als Zaldastanishvili et al., Viruses 13 2021). DOI: 10.3390/v13101901.

Zalewska-Piątek, Beata, Phage Therapy-Challenges, Opportunities and Future Prospects, Pharmaceuticals (Basel) 16 (2023) (zit. als Zalewska-Piątek, Pharmaceuticals (Basel) 16 2023). DOI: 10.3390/ph16121638.

Zuck, Rüdiger/Dettling, Heinz-Uwe, Arzneimittelgesetz, 1. Auflage, Köln 2021 (zit. als Zuck/Dettling 2021).

The manufacturer's authorised representative in the EU is Springer
Nature Customer Service Centre GmbH, Europaplatz 3, 69115 Heidelberg,
Germany. If you have any concerns regarding our products, please
contact ProductSafety@springernature.com

Printed and bound by CPI Group (UK) Ltd, Croydon, CR0 4YY
29/04/2026
02099461-0004